QUELQUES LETTRES

SUR LE

CHOLÉRA - MORBUS,

IMPRIMERIE DE BÉTHUNE,
RUE PALATINE, N° 5.

QUELQUES LETTRES

SUR LE

CHOLÉRA - MORBUS.

Par Aloysius DE MEY,

AUTEUR DU CHRISTIANISME EN ACTION EN FACE DE SES PERSÉCUTEURS.

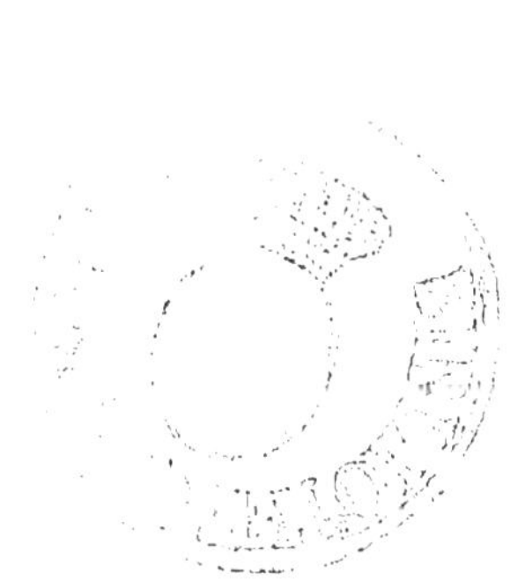

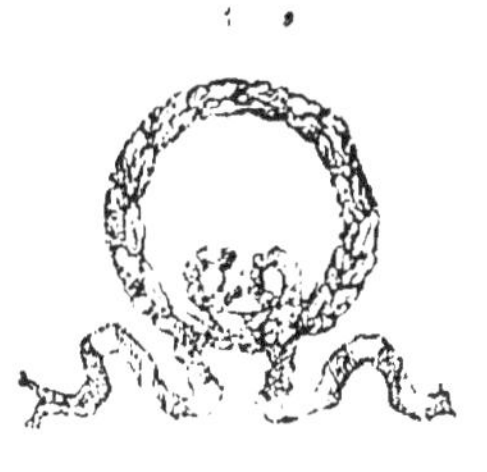

PARIS.

LIBRAIRIE D'ÉDOUARD BRICON,

RUE DU VIEUX-COLOMBIER, N. 19;

MARSEILLE,

MÊME MAISON, RUE DU SAINT-SÉPULCRE, N° 17.

1832.

INTRODUCTION.

Les Lettres que nous donnons au public, toutes du moins, excepté la dernière, ont été écrites par l'Auteur dès le premier mois de l'invasion du choléra. La plupart de ces Lettres ont obtenu déjà une grande circulation par des copies qui en ont été faites. Cette manière de transmettre les conseils qui y sont enfermés devait donner lieu à plus d'une erreur, et la nécessité d'un mode de publication plus exacte est devenue évidente.

L'Auteur s'y décide aujourd'hui, et il sera assez récompensé de ses faibles efforts, s'il parvient à rendre populaire un système de traitement qui, jusqu'à ce jour, n'a pas été sans succès.

QUELQUES LETTRES

SUR LE

CHOLÉRA - MORBUS.

PREMIÈRE LETTRE.

Tu me demandes, mon cher ami, de longs détails sur la maladie qui désole notre capitale ; tu veux connaître les symptômes précurseurs de ce fléau et les divers systèmes de traitements qui ont été adoptés par nos médecins pour le combattre ; tu veux enfin savoir le système que je suis moi-même, ainsi que le résultat de mes observations et de mon expérience. Je m'empresse de répondre à tes vœux. Toutefois, je dois avouer que je m'occupe moins des théories de nos praticiens, que des faits que j'ai devant les yeux, car, depuis l'invasion de la maladie, mon temps est absorbé par mes malades, et je puis seulement te dire ce que j'ai appris auprès d'eux.

Il me paraît démontré que le choléra, ou plutôt les terribles symptômes qui le caractérisent, est toujours précédé par un dévoiement qui dure d'*un* à *huit* jours ; mais le plus souvent de *deux* à *cinq*.

Il est sans doute quelques exceptions à cette règle. Alors la maladie débute sans prodrome ; mais ces cas sont excessivement rares, et presque toujours ils sont le résultat d'impressions morales, vives et inattendues, de grandes fatigues, de veilles trop prolongées, ou bien d'une alimentation agréable au goût, que l'estomac a reçue avec plaisir et une certaine avidité, mais que par une prédisposition inconnue il ne supporte plus aussi facilement que de coutume. Les passions déréglées exercent une influence doublement délétère dans le pays où règne le choléra, et la plus *grande sobreté*, ainsi que la prudence dans le choix des alimens, y est surtout nécessaire. Mon ami, tu es chrétien comme moi, et tu partageras ma satisfaction en apprenant que la faculté de médecine de Paris parle comme l'Eccl. cap. 37, v. 35... *Et aviditas appropinquabit usque ad choleram.*

Ainsi, dans les cas ordinaires, *éviter* ou **arrêter** le dévoiement, c'est *prévenir* ou *arrêter* la maladie. Pour prévenir le dévoiement, il faut s'abstenir de tous les aliments indigestes, tels que le poisson salé, huileux ou un peu avancé, ainsi que les viandes salées, grasses ou gâtées, les pâtisseries, les corps gras, les crudités, comme la salade, surtout quand on a bien chaud. Tout ce qui saisit ou suspend brusquement les fonctions digestives est en tout temps très-dangereux, et, par conséquent, l'usage des glaces, des fruits glacés, etc. Ce qui est laxatif nuit également ; fruits aqueux, fraises, pêches, prunes, raisins, melons ou concombres ; il faut tout s'interdire et même les pruneaux cuits et les pommes cuites. Cependant ces derniers aliments peuvent être pris avec précaution et ménagement, en les assaisonnant de beaucoup de sucre et d'un peu de vin de Bordeaux. Cette prohibition s'étend aux boissons enivrantes ou irritantes. La nourriture doit se composer d'aliments substaniels et sains, tels que le bœuf, le mouton, les bons rôtis, les légumes farineux et les purées. On ne satisfera pas *son appétit, et on mangera moins à chaque fois*, mais plus fréquemment qu'à l'ordinaire. On ne mangera jamais comme l'on dit, *par raison*, et on se mettra à la diète, aussitôt que l'on se sentira l'estomac plein, ou de la tendance au relâchement du ventre. Enfin, il est urgent d'avoir toujours les pieds constamment chauds, et tout le corps bien vêtu ; car cette précaution, toujours utile dans les temps froids et humides, est indispensable pendant que règne le choléra. On observera une grande propreté sur soi et dans l'inrieur de sa maison ; on ne se couchera point dans les endroits peu aérés ; on laissera pendant la nuit les portes de l'appartement ouvertes, après avoir ôté les devants de cheminées, afin que l'air puisse mieux circuler dans les chambres où l'on couche ; et tout en prenant soin de ne point s'exposer aux variations brusques de température, on s'efforcera de maîtriser les craintes excessives de la maladie, et surtout les passions vives.

En même temps qu'on suit ce régime, on pourra prendre pour véhicule, dans ses boissons habituelles et en décoction, une demi-cuillerée de riz et une demi-tête de gros pavot par pinte d'eau ; on pourra modifier cette boisson à son goût, et selon la température de l'atmosphère, soit en l'acidulant avec du jus de citron, ou d'orange, du vinaigre, du vin, etc., soit en l'aromatisant légèrement avec du tilleul, du thé, de la camomille ou des feuilles d'oranger ; soit enfin en l'alcoolisant avec de l'eau de vie, et en sucrant à son goût. On pourra aux repas y ajouter du vin de Bordeaux. Pendant de grandes chaleurs, on boira peu à la fois mais plus souvent.

Il est à propos d'avoir constamment dans les maisons, et surtout dans les endroits où se trouve un grand nombre de personnes réunies pendant la nuit, une légère solution de *chlorure de chaux*, qu'on mettra dans des vases très-larges, afin que par l'étendue de la surface, le chlore se dégage plus aisément et absorbe avec plus de promptitude les miasmes malfaisants. Mais, comme il pourrait arriver que, malgré la désinfection par le chlore, et la diminution du gaz acide carbonique par l'eau de chaux, il manquât encore une certaine quantité d'oxygène nécessaire à la vie, à cause de la difficulté que l'air éprouve pour pénétrer dans certains lieux, comme dans ces malheureuses chambrées des logeurs de notre capitale, on pourrait en même temps avoir un autre vase d'où se dégagerait de l'oxygène, afin de remplacer celui que la respiration absorbe en rendant un volume égal d'acide carbonique. Si ces dernières précautions paraissent à certaines personnes un peu onéreuses, alors je leur conseille de laisser, même la nuit, une issue par une fenêtre, afin de renouveler l'air, avec la précaution de se couvrir en conséquence.

Une autre fois, je te dirai mon opinion sur l'infection de l'air produite par la réunion d'un trop grand nombre de personnes. Si je ne la considère pas comme une cause première de la maladie, au moins je suis fortement porté à croire que, dans certains cas, elle en est la cause déterminante. En même temps, je te dirai mes idées sur l'inspiration du gaz oxygène. Je ne dois pas oublier de t'apprendre que nos Parisiennes mettent tant de chlore dans leurs appartements, que bien souvent cette profusion a donné lieu à de véritables maladies.

Avant de finir cette lettre, mon ami, il est bien important de signaler une erreur souvent funeste et dont on commence à revenir enfin ; je veux parler de l'abus pernicieux que l'on a fait, avant et à l'apparition du choléra, de boissons irritantes, fortes et échauffantes, telles que les menthes, etc., qui ne faisaient que stimuler et surexciter pour ainsi dire d'avance les crganes mêmes où devait éclater le volcan. Car la maladie commence toujours par une surexcitation des forces vitales dans les voies digestives. Au contraire, l'eau peu forte de riz et de pavot pure ou légèrement aromatisée ou acidulée, ralentit, resserre et calme ces mêmes voies, sans les stimuler ou les irriter. Au reste, l'expérience constate tous les jours l'avantage que l'eau de riz *pavotisée* a sur les boissons échauffantes, et comme certainement aucun médecin n'oserait administrer aujourd'hui, à titre de préservatif ou de curatif du choléra, les spiritueux forts, tels que l'eau-de-vie, les boissons fortement alcoolisées, etc., je demande comment on peut donner ce qui n'est pas moins irritant, l'eau de menthe poivrée ?

Je suis, etc.

Paris, ce 4 avril 1832.

DEUXIÈME LETTRE.

Dans ma première lettre, j'ai dit qu'*éviter* ou *arrêter* le dévoiement, c'est *prévenir* ou *arrêter* la maladie et je t'ai fait connaître ensuite par quels moyens on peut se préserver du dévoiement. Aujourd'hui je t'exposerai la méthode que je suis pour l'arrêter, selon le degré de son intensité. — Il faut d'abord remarquer qu'en général l'aveuglement est extraordinaire parmi les malades. Ils s'obstinent à conserver le dévoiement des premiers jours, sous prétexte qu'il leur est favorable et qu'ils s'en trouvent soulagés ; tandis que c'est le présage certain et le premier pas du *choléra dit Sporadique ou Benin* (cholera sporadica vel benigna).

Si le dévoiement a lieu, c'est-à-dire, si le premier jour, d'après la marche ordinaire de la maladie, l'on va extraordinairement une ou deux fois à la garde-robe, la première fois comme dans l'état normal, la seconde fois en rendant des matières plus liquides ; si la nuit suivante ou le lendemain matin il redouble, si le troisième jour il devient plus fréquent et augmente progressivement, à raison du laps de temps, alors il faut arrêter le dévoiement, ce qui est très-facile, par les moyens suivants.

Boire une décoction faite avec une tête de pavot et une cuillerée de riz par chaque bouteille d'eau. On l'acidulera si l'on veut avec du jus de citron, d'orange, etc., ou on l'aromatisera légèrement avec du thé, du tilleul, de la camomille, des feuilles d'oranger, de l'eau de fleurs d'orange, etc., et l'on adoucira le tout avec du sucre blanc, ou des sirops tels que le sirop de gomme, de capillaire, de vinaigre framboisé, de limon, d'écorce d'orange. On prendra en même temps des demi-lavements de la même décoction que l'on remplacera néanmoins, si le dévoiement était très-fort, par de l'eau de pavot fortement amidonée, ou par de l'eau tout simple avec de l'amidon et 10 à 15 gouttes de laudanum de Sydenham. Le malade gardera ces demi-lavements aussi long-temps qu'il pourra. A ce traitement on joindra un régime adoucissant et farineux.

Si le dévoiement prend de la consistance et résiste, il est probable que la maladie se déclarera prochainement.— Alors, on mettra le malade à la diète absolue; il gardera le lit; il provoquera la moiteur à la peau en se couvrant le ventre d'un large cataplasme

de farine de lin, et en mettant, d'après la température
de l'atmosphère, des corps chauds à ses pieds et plusieurs couvertures sur lui; enfin il prendra la boisson
dont j'ai parlé plus haut, mais à laquelle on mêlera
alors des sirops astringents ou acidules, tels que le
sirop de coings, de rathania, de limon, etc. En même
temps on fera bouillir 3 têtes de pavots et 2 cuillerées
de riz dans 4 livres (2 bouteilles) d'eau, et quand le
liquide aura été réduit à moitié, on le partagera en 4
parties que l'on fera prendre successivement au malade
en lavements, jusqu'à ce qu'il puisse en garder *un*. On
ajoutera à chacun de ces quarts de lavement depuis 1
demi gros jusqu'à 2 gros de cachou, selon l'intensité du
dévoiement et la difficulté de l'arrêter. — Si cependant
le temps pressait on pourrait remplacer chacun de ces
quarts de lavement par la valeur d'un verre d'eau,
dans laquelle on mettra 1 à 2 gros de cachou, 10 à 15
gouttes de laudanum de Sydenham (si l'on en a), et
2 cuillerées d'amidon (1). Chaque fois que le malade
rendra ce petit lavement on le renouvellera jusqu'à ce
qu'il en ait conservé *un*. — Il fera tous ses efforts pour
le garder aussi long-temps que possible, malgré les
borborygmes (gargouillements) que le malade éprou-
vera, et malgré les envies de le rendre dans l'espérance

---

(1) Ce quart de lavement sera administré au même degré de la
température de l'appartement où se trouve le malade.

illusoire de se soulager ; mais qu'il y fasse la plus grande attention. Il est de toute nécessité pour lui de garder ce quart de lavement, dût-il s'abstenir pendant 5 jours et plus d'aller à la garde-robe.

Par fois il arrive , surtout dans lesgrands froids ou dans les grandes chaleurs, qu'un dévoiement très-abondant éclate soudainement dans l'après-midi ou vers la nuit sans indication préalable, et que la nuit suivante la maladie se montre dans toute sa force. — Il faut se méfier des premiers symptômes de ce genre de diarrhée qu'on distingue facilement, par l'absence de toute colique et par la paleur de la langue et de ses bords, de la diarrhée qui provient de la surabondance des aburre ou qui est causée et constituée par une mauvaise digestion, une autre sorte de diarrhée dont je dirai un mot dans ma lettre en décrivant le *choléra bilieux*. Au surplus, plus le prodrome (le dévoiement) est intense, plus aussi la maladie est imminente, et plus aussi il faut se hâter d'arrêter la diarrhée par les moyens énergiques déjà indiqués. — Qu'en ce cas l'aveuglement des malades est encore plus grand, et presque tous en deviennent victimes, parce que ni l'appétit, ni le moral , ni le physique ne souffrent encore.

Quoique les moyens que je viens d'énumérer me réussissent constamment pour arrêter les évacuations par bas; cependant ne serait-il pas aussi sûr de les traiter d'après la méthode suivie dans l'ancienne école de Louvain, c'est-à-dire de substituer par un purgatif le bon dévoiement au mauvais, comme l'on dit en Belgique, et alors de le traiter par les *astringo-calmants*. Ainsi dans le dévoiement opiniâtre, dans la dyssenterie et dans la diarrhée grisâtre que les Belges désignent vulgairement sous le nom d'*écoulement gris* (grauwen loop), les docteurs de cette fameuse école administraient une médecine ordinaire à base d'un sel neutre, dans la certitude, disaient-ils, de changer les organes digestifs dans leur manière d'agir. Ils employaient dès le lendemain, avec beaucoup de succès, les *cordiaux*, tel que le *diascordium* à dose d'un à deux gros, en la diminuant de jour en jour. Ce fait donne à penser, et peut-être cette indication de l'expérience ne devrait-elle pas être négligée dans les cas où les évacuations alvines restent opiniâtres à toute espèce de traitement. — Peut-être encore la poudre de charbon, prise soit en potion, soit en lavement, dont l'emploi est plus simple encore, offrirait-elle des résultats aussi prompts et aussi sûrs.

On pourrait également donner, en ce cas, au malade des solutions salines faites avec un gros de sel neutre ou même de cuisine par chaque once d'eau qu'il prendrait à petites doses. Un médecin distingué de la capitale m'a assuré avoir arrêté, d'après les avis d'un médecin polonais, les vomissements et les diarrhées par ce dernier moyen, après en avoir inutilement tenté plusieurs autres. Il est très-probable que ces solutions salines donnent aux organes digestifs une impulsion qui change, comme l'enseignait l'école de Louvain, leur mode d'agir.

La maladie étant parvenue au degré que je viens de décrire, je la désigne sous le nom de *cholérine sporadique* (cholerina sporadica ou benigna); si cependant la maladie se déclare avec tous les caractères du choléra bien prononcé, alors je l'appelle *choléra sporadique.* — On le reconnaît aux caractères suivants : Diarrhée, vomissements, oppression, suppression des urines, refroidissement des extrémités et de la face qui acquièrent par fois une couleur plus ou moins foncée en *bleu-noirâtre*, d'après la nature et la rapidité des progrès de la maladie (tous ces signes sont assez constants); puis crampes dans les orteils, les pieds, les jambes et quelquefois dans les mains (ceux-ci sont fort incertains); tintement d'oreilles, vertiges, dureté de l'ouïe, yeux creux, paupières injectées, langue tiède et presque naturelle, mais tirant ordinairement un peu sur le blanc; haleine fraîche, respiration accélérée, voix rauque et éteinte, étouffement, sensation de chaleur brûlante dans l'épigastre, soif inextinguible, face retirée et cadavéreuse, pouls faible et fréquent qui se retire progressivement vers son origine, jusqu'à ce qu'il devienne inappréciable aux doigts du médecin. Dans ce cas, les moyens suivants me réussissent assez bien : Je soumets le malade aux quarts de lavement plus ou moins chargés de *poudre de cachou*, avec injonction très-sévère de les garder, injonction qui dans les cas plus graves peut être suivie du succès, si l'on annonce au malade que la vie dépend de son obéissance, tant le moral a d'empire sur le physique dans le choléra. J'empêche surtout le malade de boire *en grande quantité* ou *à chaud*; j'amuse sa soif par quelques petits morceaux de glace pure ou trempée dans du jus de citron ou dans du sucre tout pur. On peut remplacer ces petits morceaux de glace par quelques cuillerées d'eau fraîche que l'on donnera de demi-heure en demi-heure plus ou moins, selon que le malade les supportera. On pourrait mieux encore les remplacer par des petites cuillerées à café, afin de s'exposer moins encore à provoquer les envies de vomir. Il vaut beaucoup mieux mettre plus d'intervalles, dans le principe, entre les cuillerées que de les donner trop rapprochées; car *l'on ne meurt pas de soif dans le choléra, mais on meurt de trop boire*. En même temps je fais appliquer au fondement vingt, trente, quarante ou cinquante sangsues et des cataplasmes de farine de lin sur le ventre. Je fais envelopper ensuite le malade dans une couverture de laine bien fournie et brûlante, qu'on aura par exemple mise dans un four de boulanger ou autre. On entourera aussi le corps du malade de corps échauffants, tels que briques ou fers à repasser bien chauds et cruchons d'eau bouillante, placés sur la couverture, et pardessus ensuite on mettra plusieurs autres couvertures. Cet appareil destiné à rappeler la chaleur, peut être remplacé au besoin par de la laine, du son, du foin, du poussier (kaf) de blé, d'avoine, etc., de l'orge et de l'avoine brutes, du sel pur ou mêlé à la farine de moutarde, des feuilles vertes d'aunes, de saules, etc., qu'on aura préalablement fait chauffer dans des fours, des chaudrons, des marmites, et dont ensuite on couvrira le malade. Peut-être voudrait il mieux prendre quelques-uns de ces objets, tels que les feuilles d'arbres, le poussier de blé, d'avoine et surtout la laine, et les mettre dans une baignoire où le malade serait placé comme enseveli. Alors on couvrirait la baignoire d'un drap de manière à laisser au malade seulement une ouverture pour respirer ; puis on mettrait sous cette baignoire des charbons ardents, ou plutôt de l'esprit-de-vin, afin d'élever graduellement la température. On aura alors la précaution de placer la baignoire dans un local bien aéré, afin d'éviter les inconvénients que ces corps en combustion pourraient produire sur l'atmosphère.

Pendant qu'on échauffe ces appareils, on pourrait encore, si le temps presse beaucoup, fouetter le malade avec des orties, le mettre dans le marc de vin ou de bière (Draf), dans le fumier ou dans le sable chaud si l'on est près de la mer.

Si par un de ces moyens la chaleur se rétablit, que le pouls se relève, que la transpiration cutanée revienne, que la physionomie s'anime, le médecin ne doit pas pousser la chaleur plus loin, de crainte d'une congestion au cerveau ou sur tout autre organe. Si, au contraire, tous les symptômes s'aggravent de plus en plus, que le pouls se rétracte davantage, qu'il devienne nul ou presque nul, et qu'enfin on ne réchauffe plus, pour ainsi dire, qu'un cadavre; alors on ne peut espérer de sauver le malade qu'en irritant très-fortement les extrémités par des sinapismes à l'eau qu'on pose à nu depuis les pieds jusqu'au tiers supérieur des cuisses en forme de bottes à l'écuyère, ainsi que sur les mains jusqu'au tiers supérieur des bras. On mettra aussi les ventouses sèches sur le thorax, sur les parois du ventre et sur les cuisses, les boissons et les lavements restant toujours les mêmes. J'ajoute, en passant, que c'est toujours un très-mauvais augure quand le pouls commence à se retirer; aussi le médecin doit constamment y veiller afin de faire appliquer les sinapismes à temps. Il vaut beaucoup mieux s'en servir, avant que le pouls remonte vers sa source.

Je fais ordinairement, dans ce dernier cas, administrer les quarts de lavement à froid, et ceci est surtout indispensable lorsque les crampes dans les extrémités inférieures sont très-vives, ainsi que les coliques des intestins, parce que le froid, en ce cas, agit sur les intestins de la même manière que sur l'estomac, et par conséquent calme singulièrement les crampes des extrémités, qui ne sont qu'un symptôme de la maladie. Cependant qu'on prenne garde de les donner froids pendant l'écoulement menstruel qui est toujours très-salutaire dans cette maladie. Si le malade revient et que les douleurs provoquées par les sinapismes soient très-violentes, on doit les enlever et envelopper de suite les membres avec de la flanelle, des serviettes bien chaudes, ou de préférence avec de la laine fortement échauffée et assujettie aux membres, à l'aide de serviettes. Il est inutile de dire qu'il faut réchauffer cette laine, etc., quand elle sera refroidie. Mais alors, que le médecin soit sur ses gardes, qu'il surveille ou qu'il fasse surveiller son malade par des personnes très-intelligentes; car souvent l'irritation des extrémités n'ayant pas été assez forte, toute la vie animale se concentre de nouveau vers le creux de l'estomac; en ce cas, qu'on ne tarde pas un instant à renouveler les mêmes sinapismes, car rarement un malade a assez de courage pour les supporter la première fois assez long-temps pour qu'il ne soit pas nécessaire d'y revenir une seconde et même une troisième fois. On y joindra aussi de nouveau les ventouses sèches jusqu'à ce qu'elles aient produit, ainsi que les sinapismes, une rougeur très-vive, et que l'équilibre vital soit au moins en grande partie rétabli dans tout le corps par cette diversion. Au moment même de la réaction il est quelquefois urgent de renouveler l'application des sangsues au fondement, afin de détourner : 1° tout danger du côté du cerveau sur lequel et surtout sur ses méninges la réaction du système d'hermoïde (peau) est très-fréquent; 2° tout danger du côté de l'estomac et des intestins qui pourraient souffrir de la réaction des corps rafraîchissants qu'on y aurait introduits pendant le période des évacuations.

Malgré tous ces moyens, il y a des cas très-rares, en effet, dans lesquels les étouffements, les nausées, les envies de vomir existent encore à un degré assez élevé, ou bien se renouvellent à l'approche du moindre liquide introduit dans l'estomac, et dans lesquels cependant la position du malade ne permet plus d'employer, soit les sinapismes ou les sangsues, soit des boissons quelconques. Alors il est urgent de couvrir le corps du malade des ventouses sèches qu'on établit à l'aide de verres ordinaires dans lesquels on fait brûler des pelottes de coton imbibé dans l'esprit de vin. On allume les pelottes à la chandelle, puis on place les verres sur la poitrine, le ventre et les extrémités inférieures. Il est également pressant de refuser au malade toute boisson au moins pendant la crise. J'ai eu des malades que j'ai été obligé de mettre pendant 14 heures et plus à cette diète si rigoureuse parce que la plus petite cuillerée d'eau ou de tout autre liquide provoquait des nausées ou des envies de vomir.

Nous voici maintenant arrivé au moment de la convalescence. Je considère le malade en convalescence aussitôt qu'on se rend maître de la première crise. Il est à remarquer que plus la crise a été forte et plus elle a duré, plus aussi la convalescence est longue, précaire et la rechute facile et dangereuse ; mais ces rechutes se présentent ordinairement sous d'autres formes.

L'époque de convalescence est souvent très-pénible pour le malade, surtout pour celui dont le choléra a été en partie produit par la peur, à cause de la très-grande faiblesse physique et morale, des oppressions, des nausées, des envies de vomir et de la grande susceptibilité de l'estomac qui lui restent. Dans ces cas on fera usage des boissons que le malade supportera le mieux. Parmi ces boissons l'eau de Seltz pure ou légèrement laudanisée réussit assez bien. On la donne par cuillerées ou par petites gorgées. On peut également l'administrer coupée avec un peu d'eau sucrée et légèrement rougie avec du vin de Bordeaux. L'eau de gomme, l'eau panée faite de pain non grillé, le chiendent pur ou citronné ne réussissent pas moins : les infusions légères de fleurs ou de feuilles d'oranger, de thé, de tilleul, de camomille plus ou moins sucrées, sont quelquefois préférées par le malade. On donne ces boissons ordinairement froides et par petites doses qu'on augmente à mesure que le malade les supporte mieux. Chez certains malades cependant, elles réussissent mieux chaudes, mais ces cas sont très-rares.

Il reste parfois une gastrite ou une gastro-entérite, soit concomitante, soit consécutive plus ou moins intense selon le genre du choléra et les traitements qu'on a fait subir au malade, ou par suite de la violence des spasmes que les voies digestives ont éprouvés. Dans ce cas les nausées, les douleurs et les irritations de l'estomac cèdent ordinairement à l'application de quelques sangsues appliquées au fondement. L'usage des antiphlogistiques ; des cataplasmes de farine de lin sur le ventre, des bains entiers, des pédiluves sinapisés, des ventouses sèches et des frictions épigastriques avec le creux de la main sont aussi d'un grand secours et le repos de l'ame, ainsi que le temps, achèveront la cure.

Si cependant des nausées très-pénibles, ou des hoquets, qui menacent les jours du malade, persévèrent malgré le régime antiphlogistique et révulsif, et cela sans apparence d'irritation, on peut avec grande espérance du succès administrer d'heure en heure, (en éloignant ou en approchant les intervalles suivant les indications) deux cuillerées à bouche, c'est-à-dire coup sur coup, une cuillerée de chacune des potions suivantes.

1re. Eau de laitue. . . . . 2 once.

   Carbonate de soude christal. . . 2 scrupules.

   Sirop de fleurs d'orange. . . . 1 onces.

2e. Eau distillée de camomille. . . . }

   Eau distillée de menthe poivrée. . } aa 1 once.

   Sirop de limon. . . . . . . 1 once.

   Jus de citron. . . . . . . 1 once.

Si le malade continue à éprouver quelques légères oppressions, des étouffements ou resserrements de poitrine; alors les bains entiers chargés de sel et quelquefois un peu de farine de moutarde conviennent, ainsi que les pédiluves sinapisés; mais surtout les sinapismes qu'on met momentanément aux pieds à l'approche de la crise, sont d'une très - grande efficacité. Quelques sangsues ou des ventouses sèches ont aussi par fois quelque avantage , ainsi que l'usage de trois pilules de Méglin de trois grains chaque , avec addition d'un *quart de grain*, d'*extrait aqueux thé-baïque* pour chacune d'elles. — On prend ces trois à quatre pilules , pendant plusieurs jours de suite , si le malade en éprouve quelque soulagement et que l'état de l'estomac en permette l'usage. Si enfin le malade reste comme dans un état nerveux et éprouve les sin-guliers symptômes que je vous décrirai dans une prochaine lettre , les pilules suivantes conjointement avec quelques bains entiers peu chauds , réusissent or-dinairement, en voici la formule.

Oxyde de zing. . . . }
Extrait de fumeterre. . . |
——— de valériane. . . } de chaque un demi-gros.
——— belladone. . . . |
Tridace. . . . . . /

En faire 80 pilules dont on prendra graduellement depuis 2 jusqu'à 8 par jour.

Si cet état nerveux est accompagné de constipation sans irritation gastrique, on fera entrer dans la compo-sition de ces pilules de l'extrait de rhubarbe , afin d'obtenir une selle toutes les 24 heures.

Quelquefois il peut survenir un *crachement* dont la

trop longue durée, ou la trop grande abondance fatigue singulièrement le malade ; dans ce cas, s'il ne cède ni aux gargarismes d'infusion de *Ratanhia* miellée, ni aux sangsues appliquées à la gorge, ni aux vésicatoires mis sur les bras, il disparaît comme par enchantement au moyen de magnésie blanche dont on facilitera l'effet laxatif par une légère décoction de pruneaux et de séné.

Je suppose toujours au malade un état propre à lui provoquer quelques selles. Il est reconnu que cette purgation, aidée par un véhicule un peu laxatif et tonique, donne une autre manière d'agir aux voies digestives ; ce qui n'est pas la même chose avec des laxatifs doux seuls, qui, dans les cas où la diarrhée cholérique est à craindre, pourraient bien la provoquer.

Je ne serais nullement étonné si, pendant de grandes chaleurs ou par des temps froids et humides, une fièvre lente muqueuse venait remplacer cette variété cholérique chez les personnes qui y ont quelques prédispositions et *vice versâ*.

Demain, je te dirai pourquoi j'ai suivi, dès l'invasion de la maladie, ce genre de traitement.

Je suis, etc.

Paris, ce 6 avril 1832.

TROISIÈME LETTRE.

Jusqu'à présent j'ai seulement exposé la méthode que je suis dans le traitement du *choléra sporadique* ou *benin*. Aujourd'hui je vais te développer les considérations médicales sur lesquelles elle est fondée.

Deux hypothèses seules peuvent être admises par le médecin, quant à la nature de cette maladie.

Ou le choléra est *une inflammation franche, soit des voies digestives selon les uns, soit du cerveau et des annexes suivant les autres ; ou bien c'est un spasme porté aux intestins, à l'estomac qui se propage et qui se concentre vers le diaphragme et les poumons.*

La première de ces hypothèses me semble difficile à concilier avec les faits : le choléra ne peut pas être une *inflammation des voies digestives ;* car il faudrait que ces voies se trouvassent tellement enflammées qu'il en résultât une véritable gangrène pour faire ainsi succomber le malade en quelques heures. En outre, aucun symptôme inflammatoire ne se montre chez le malade. Le ventre n'est point sensible à la pression de la main ; et les moyens anti-phlogistiques, tels que les fortes émissions sanguines, n'ont aucun bon résultat et enfin l'autopsie ne laisse voir la plupart du temps aucune trace d'inflammation. On peut assurément conclure de ces faits que l'inflammation, dans les cas où l'on en trouve encore des traces, n'est que *concomitante* ou *consécutive*.

Le choléra ne peut pas, non plus, dépendre d'une inflammation de la *masse cérébrale;* car rien n'est dérangé dans les facultés intellectuelles, et le traitement de certains médecins, très renommés d'ailleurs, qui portent toute leur vue vers le cerveau et la moëlle épinière, est infructueux, malgré son extrême énergie. Ils ont employé des sangsues en très-grand nombre, suivies de vésicatoires ou de vessies remplies de glace pillée qui embrassent toute la tête, de setons, de moxas et de combustions d'esprit de vin, appliqués à la nuque, sur l'épine du dos et sur les quatre membres, sans produire de guérison; au reste, les recherches autopsiques n'apprennent également rien ; mais en supposant même que le choléra fut l'effet d'une inflammation des *voies digestives* ou du *cerveau et ses appendices,* selon l'opinion de certains médecins, ma méthode sera encore rationnelle, puisque je traite d'après les règles de l'art. En effet je tiens continuellement humectés les parois de l'estomac par des calmants, rafraîchissants et répercussifs de leur nature, tels que l'eau fraîche, de petits morceaux de glace pure ou trempée dans du sucre, dans les sirops acidules, comme celui de limon, etc., que j'administre d'ailleurs à une quantité telle que l'estomac se trouve continuellement humecté sans qu'il puisse être jamais surchargé de liquide au point que les vomissements soient provoqués ; inconvénient qui entretiendrait ou augmenterait l'irritation gastrique ou méningique, en entretenant ou en augmentant les mouvements convulsifs de l'estomac.

En même temps que j'arrête par ces moyens les contractions spasmodiques ou la prétendue inflammation gastrique, je cherche encore à déplacer cette surexcitation intérieure par des sinapismes sur le système cutané, et par les sangsues que je fais appliquer au fondement, en plus ou en moins grand nombre, d'après les indications et la marche de la maladie. Dans cet endroit les sangsues ont le double avantage de dégorger la congestion locale et de la déplacer par leurs piqûres venimeuses qui deviennent par fois le siège d'une inflammation. A cet égard, je recommande l'usage de très-petites sangsues et je défends de laisser couler le sang afin d'avoir, en multipliant le nombre des piqûres , une révulsion beaucoup plus énergique. Aussi il n'est pas rare de voir en ce cas les piqûres provoquer un érysipèle qui sera ici très-salutaire. Ce procédé peut devenir indispensable chez des personnes faibles ou âgées, lorsque les émissions sanguines , si elles étaient trop abondantes , pourraient causer beaucoup de mal.

Que si au contraire le choléra est une *affection spasmodique*, comme je le pense, je le traite encore tout aussi rationnellement , puisque l'eau fraîche est l'antispasmodique par excellence.

En effet il est d'observation que l'eau froide prise à l'intérieure calme les spasmes internes. Ainsi un demi-verre d'eau fraîche administrée à une personne hystérique pendant une violente attaque, l'en délivre sur le champ. Appliquée à la surface du corps, elle calme les spasmes externes comme dans la danse de Saint-Guy, etc. (chorée).

Je calme donc le système nerveux interne par l'introduction graduelle dans l'estomac du liquide antispasmodique par excellence. Je dis *graduelle* : car l'eau prise en grande quantité deviendrait nuisible ; 1° parce qu'elle fatiguerait de son poids ou de son volume l'estomac qui se trouverait mécaniquement distendu par la masse du liquide, d'autant plus que cet organe étant déjà spasmodiquement contracté sur lui-même par la maladie, ou ayant acquis une susceptibilité telle qu'il ne peut supporter le moindre liquide, il se débarrasserait violemment d'un corps dont la présence le gênerait; 2° parce que ce liquide qui, lorsqu'il est froid, est sédatif et répercussif, étant introduit en grande quantité dans l'estomac et se réchauffant avant d'être absorbé, cesserait d'être calmant et répercussif. Ainsi les contractions convulsives des voies digestives resteraient les mêmes si même elles n'augmentaient pas.

Cependant je ne m'en tiens pas à ce moyen intérieur; car, en même temps que j'emploie ces calmants, j'opère une diversion en appliquant des sangsues et en irritant par des sinapismes le système dermoïde, dont tu connais l'excessive sensibilité; je rappelle donc par cette méthode la vie concentrée dans l'épigastre (creux de l'estomac), ou dans tout autre organe important vers la péryphérie cutanée que des liens sympathiques non équivoques unissent si étroitement avec la muqueuse digestive.

Dans ma prochaine lettre, je te ferai connaître l'histoire succincte des diverses espèces de choléra qu'on peut observer dans Paris.

Je suis, etc.

Paris, ce 9 avril 1852.

QUATRIÈME LETTRE.

Je te ferai maintenant connaître, comme je l'ai promis dans ma dernière, la marche que le choléra a suivie dans la capitale, et les différents caractères sous lesquels il s'est présenté à des époques diverses.

Au moment de son invasion, qui a duré six jours, le choléra avait le caractère d'une asphyxie, causée par le systême nerveux; c'est pourquoi je le distingue des autres, et que je l'appelle *choléra malin* ou *asphyxo-nerveux* [asphyxo nervosa] (asiatique). Il paraît jusqu'à présent incurable dans la majorité des cas: le malade est subitement cadavérisé, car les symptômes les plus effrayants se déclarent avec une telle promptitude qu'il n'y a, pour ainsi dire, aucun intervalle entre la santé et la mort. C'est la foudre qui tombe et qui tue.

Outre les symptômes ordinaires du choléra bénin

que j'ai décrit dans ma seconde lettre, tels que la diarrhée, vomissements, étouffements, froid des extrémités, symptômes qu'il présente également, il y en a
d'autres qui lui sont propres, tels que l'aspect excessivement cadavérique, la couleur noire violacée de la
face et des extrémités, l'injection bleue-noirâtre des
paupières, l'extrême vacuité des orbites d'où l'œil
semble s'être retiré, comme si une corde l'entraînait
au fond de la tête; mais il se reconnaît surtout à
ce que tous ces symptômes sont, pour ainsi dire,
simultanés. Toutefois, quoiqu'il paraisse avoir quelque chose de sinistre et de spécifique dès son invasion,
peut-être n'est-ce que cette extrême rapidité avec laquelle il parcourt toutes les périodes, qui le distingue
du choléra bénin (*sporadique*).

Néanmoins dans ces cas désespérants et où tout paraît
perdu, il me semble qu'on aurait pu tenter des fluides
électriques (seuls ou *plutôt conjointement avec le
traitement dont j'ai indiqué l'usage pour la dernière
période du choléra sporadique*), soit en forme de bains
très-saturés, soit en soumettant le malade à des frictions, à des courants ou aux commotions d'une très-
forte machine électrique; car tout le monde sait qu'on
peut par le fluide électrique accélérer la circulation
du sang et la respiration à un point tel qu'on est, en

moins de 5 minutes, inondé de sueur, et exciter la peau par des étincelles électriques au point d'y établir en très-peu de temps une rougeur érysipélateuse.

D'ailleurs, personne n'ignore qu'on peut à l'aide de ce fluide donner au cadavre un simulacre de digestion et de respiration, ranimer les asphyxiés et même ceux frappés par la foudre. L'influence du fluide électrique de l'atmosphère sur notre organisation est bien connue, surtout quand on observe ce qui se passe chez les personnes éminemment nerveuses et très-faibles à l'approche des orages qui influent sur elles quelquefois à 15 et 20 lieues de distance. Au surplus, il est démontré que ce principe, d'après l'état électrique du globe ou de l'atmosphère, peut exister en nous en plus ou moins grande quantité; et ce que je dis, quant à la variation en quantité, je puis le dire pour la qualité. Il est très-probable aussi que ce fluide est créé en nous, qu'il est nécessaire à la vie, qu'il est uniformément répandu dans toute notre organisation, et qu'il a la faculté d'abandonner certaines parties du corps pour aller se concentrer sur certaines autres, quelquefois essentielles à la vie, phénomène qui peut causer la mort, la mort la plus subite, et même expliquer les accidents plus ou moins rapides, plus ou moins singuliers qu'on observe chez les cholériques, c'est-à-dire, depuis la crampe la plus légère jusqu'à la mort la plus foudroyante. Ces mêmes accidents se reproduisent dans les temps d'orages ; on voit le fluide naturel agir sur l'homme et provoquer en lui depuis la douleur la plus sourde jusqu'à la mort la plus subite. Certes, quand on considère de très-près les phénomènes si extraordinaires qui se passent chez les cholériques, on est presque porté à croire qu'un fluide quelconque, semblable au fluide électrique, nerveux ou autre, mais nécessaire à la vie, se retire graduellement, plus ou moins vite, de toute l'étendue de notre économie pour aller se concentrer vers un point fixe où la vie s'éteint. Comment expliquer autrement cette extrême énergie de la vie d'un organe, et ensuite son excessive prostration à mesure que cette même énergie se retire de nouveau pour aller se porter sur un autre organe, comme par exemple des extrémités sur les voies digestives, changement signalé par les diarrhées, puis par les vomissements, et de là enfin au diaphragme et aux poumons, où les forces vitales de l'homme tout entier paraissent se concentrer et où semble éteindre la vie aux dépens du fluide vital des autres organes ?

Il arrive souvent dans cette maladie qu'on n'appelle le médecin que lorsque le cholérique est à un degré presque désespéré ; lorsque l'épuisement est tel, lorsque tous les remèdes paraissent si impuissants qu'on ne saurait mieux comparer l'état de ce malheureux devenu déjà un cadavre, qu'à celui de la sangsue qui a rendu dans l'eau salée jusqu'à ses entrailles, pour ainsi dire, et meurt malgré tous les soins qu'on met à la ranimer. Et bien peut-être pourrait-on appliquer à ce malade qui n'a presque plus rien de la vie un moyen dont la puissance se fait sentir même sur la nature morte. Il s'agirait dans cet état de vacuité de remédier à l'extinction toujours de plus en plus rapide du principe *vital naturel*, par l'introduction d'un principe *vital artificiel*, d'un courant électrique, dont l'effet serait de soutenir le malade jusqu'à ce qu'il eût retrouvé assez de force pour n'avoir plus besoin de ce moyen extraordinaire.

L'on n'aurait pas dû négliger non plus, si la maladie est réellement nerveuse, d'employer l'acuponcture dans l'épigastre, dans la colonne vertébrale et surtout dans les extrémités des quatre membres qu'on aurait hérissés de ces aiguilles, afin de pouvoir mieux accumuler ou soustraire le fluide électrique à l'aide d'une forte machine électrique. Combien de fois, en effet, n'a-t-on pas vu par l'acuponcture enlever, comme par enchantement, des rhumatismes sciatiques, etc., qui avaient résisté à tous les moyens de l'art.

Le gouvernement français n'aurait pas dû non plus

négliger la proposition que M. Millingen, médecin an-
glais, lui a soumise, de faire inspirer aux malades du
gaz oxygène à l'aide de ses gazomètres. Ce médecin
soutient que chez les cholériques le sang est dépourvu
de l'oxygène nécessaire à la vie, et cette assertion peut
avoir quelque chose de vrai. En effet, on remarque
que les personnes qui se trouvent dans des conditions
où l'oxygène est raréfié et l'air surchargé de carbone,
souffrent beaucoup plus, malgré la régularité même
de leur vie, que certains autres, tels que les conduc-
teurs de fiacres, de cabriolets, etc., qui mènent géné-
ralement une vie assez irrégulière, et dont on ne peut
expliquer le peu de mortalité que par le grand air
qu'ils respirent.

La même réflexion peut s'appliquer aux pompiers
de la caserne du Vieux-Colombier, où les personnes qui
occupent la chambrée en bas, moins aérée que les autres, souffrent beaucoup plus que ceux qui se trouvent
dans le même local, mais à des étages plus aérés.
Au reste, il est de fait que la maladie éclate dans
la majorité des cas au déclin de la nuit, moment où
l'air se trouve plus dénué de son oxygène, et plus
chargé d'azote et d'acide carbonique (1).

(1) Depuis la date de cette lettre, j'ai observé que les personnes, logées dans des pièces étroites, malpropres et où l'air ne

Ainsi donc, si l'on avait pu prouver par l'expérience que ce fléau est en tout ou en partie causé par défaut d'oxygène, quel avantage n'aurait-on pas pu tirer de ce gaz? si, après avoir épuré l'air par le chlore, on pouvait encore lui donner la quantité d'oxygène voulue pour le rendre respirable, et neutraliser les effets morbifiques du carbone, on pourrait assainir les endroits les plus malsains, tels que les places publiques, les ateliers où travaillent un trop grand nombre d'individus, les chambrées où logent toujours un trop grand nombre d'ouvriers, les classes des colléges, les amphithéâtres, les dortoirs, les hôpitaux, les casernes, etc.

Avant de terminer, j'ai à exprimer plusieurs idées, qui peuvent intéresser le médecin, afin d'en tirer quelques conséquences, soit pour établir un diagnostic sur la nature du choléra *malin,* soit pour en diriger le traitement.

Je veux parler d'abord ; 1° de la couleur bleue-noirâtre des extrémités : 2° de l'injection plus ou moins

circulait pas, forment la masse des victimes de ce fléau ; tandis qu'au contraire chez des logeurs d'ouvriers et ailleurs où les locataires se trouvaient dans les mêmes conditions, mais où, d'après mon avis, ils ont constamment couché avec les portes ou les fenêtres ouvertes, nul n'a été atteint de l'épidémie jusqu'à présent, 20 août 1832.

considérable de la muqueuse des voies digestives et des méninges qui pourraient faire croire à l'existence d'une inflammation franche; 3° de la consistance du sang; 4° de la rareté de son oxygène ou de sa surcarbonisation; 5° enfin de la fraîcheur de l'haleine.

Toutes ces particularités, au lieu d'être la cause de la maladie, comme pensent certains médecins, n'en sont-elles pas plutôt l'effet? car il est tout naturel, que les extrémités, étant frappées de mort par l'absence du principe vital, restent sans contractilité à la peau, tandis que le cœur, à mesure que la force vitale paraît s'y concentrer, active ses fonctions, et que le sang, ainsi porté avec plus de force dans ces extrémités, engorge mécaniquement leurs vaisseaux veineux. Ces vaisseaux, conjointement avec la peau, étant frappés de mort, et par conséquent de froid qui coagule le sang, *ne le* repoussent plus vers le cœur par leur contractilité vitale. Ce que je dis pour les extrémités, je puis l'appliquer à la membrane muqueuse des voies digestives, dont les fonctions, après avoir été considérablement activées, sont à leur tour frappées d'inertie, comme le prouve la cessation complète des vomissements et des diarrhées, quelque temps avant la mort. Ainsi donc, les vaisseaux de la membrane muqueuse digestive sont aussi mécaniquement injectés (engorgés), ce qui rend le sang également stagnant dans les vaisseaux de cette muqueuse. Il en est de même pour les méninges.

Il est même d'observation, dans le choléra bleu, que plus l'intervalle est grand entre la mort et la cessation des vomissements et des diarrhées, plus on trouve les membranes colorées, en supposant toujours que la maladie suive sa marche ordinaire, et qu'elle ne soit pas compliquée, comme cela peut arriver d'une gastrite ou gastro-entérite, soit concomittante, soit consécutive.

Quant à la consistance du sang, il est facile d'en trouver la cause. En effet, puisque les vomissements et les diarrhées, qui dépendent toujours d'une surexcitation des organes digestives, sont très-abondantes, il faut nécessairement que les vaisseaux exhalants redoublent aussi leurs fonctions. Ainsi donc, les sécrétions gastro-intestinales qui sont en raison directe des évacuations alvines, et qui dépendent toujours de la sérosité répandue dans l'économie animale, doivent priver le sang de son sérum, et le rendre plus épais. C'est ce qui explique aussi cette disparition subite du tissu cellulaire chez les cholériques, qui réduit en peu d'heures le malade au même état d'amaigrissement que si depuis long-temps il était en proie à une maladie chronique.

Quant à la surcarbonisation du sang, si elle existe,

la chose ne paraît pas moins naturelle ; car le malade, à mesure qu'il approche du terme fatal et que l'étouffement augmente, inspire aussi graduellement un moindre volume d'air. Par conséquent le sang doit se trouver beaucoup moins oxygéné, circonstance qui explique en partie la fraîcheur de l'air expiré, d'autant plus que les inspirations étant courtes, l'air séjourne peu dans les poumons, et comme il ne s'y introduit qu'en petite quantité, son action sur le carbone du sang en est nécessairement affaibli. En outre, la dimension des conduits aériens reste la même, et l'air, en sortant des poumons, moins pressé qu'à l'ordinaire, s'y raréfie, phénomène qui contribue à le refroidir dans l'expériration.

Sans admettre, avec M. Millingen, que le défaut d'oxygène est la cause principale du choléra, je suis cependant porté à croire qu'il peut avoir raison dans certains cas, et j'aurais certainement conseillé de tenter l'inspiration de l'oxygène qui, outre son action immédiate sur le sang, aurait pu, par sa vertu stimulante, agir sur le système nerveux, d'une manière toute particulière et le modifier puissamment.

Dans ma prochaine lettre je continuerai l'histoire des autres espèces de choléra.

Adieu, tout à toi.

Paris, ce 17 avril 1852.

CINQUIÈME LETTRE

Il existe , outre le *choléra asiatique* et le *choléra sporadique*, une autre variété de cette terrible maladie, variété qui presque toujours a son principe dans l'influence des impressions morales.

J'appelle cette espèce de choléra, *choléra sec* (sicca), parce que quand il acquiert une certaine intensité, il présente tous les symptômes graves du choléra sporadique , excepté les vomissements et surtout les diarrhées. De même que le choléra sporadique, qui est toujours précédé de relâchement du ventre, peut éclater à tous les degrés de ce relâchement, de même aussi le *choléra sec*, qui est ordinairement précédé d'anomalies nerveuses, mais toujours sans dévoiement , peut également éclater avec les symptômes les plus graves à tous les degrés de ces anomalies.

L'état des personnes soumises aux préludes de *choléra sec*, quand ces préludes ont un certain degré d'intensité, peut en général être comparé aux différents phénomènes qui se présentent chez les convalescents du choléra asiatique ou sporadique. Cet état est comme celui de ces derniers, précaire, long et pénible; les malades s'agitent, se tourmentent, s'ennuient de la durée de la maladie, et s'imaginent souvent que le médecin n'a pas saisi leur état. La guérison est ordinairement plus longue chez eux que chez les vrais cholériques, et elle est presque toujours en raison directe de la commotion morale qu'ils ont éprouvée ou qu'ils ne cessent d'éprouver (1). Leur susceptibilité physique et morale est souvent portée à un point tel que les moindres choses prises intempestivement, que le moindre travail d'esprit, que la moindre contrariété, que la simple annonce d'un accroissement dans la mortalité, que la moindre variation dans l'atmosphère influent sur eux et les fatiguent. Tous éprouvent quelque chose de singulier dans leur manière d'être, et l'on observe chez eux les diverses nuances de ces bizarreries qui caractérisent le système nerveux. Ce sont des douleurs vagues, des sueurs partielles avec sentiment de froid, ou un froid réel avec la sensation

(1) Il y a des personnes sur lesquelles la peur de la maladie a une telle influence, que leur état maladif augmente ou diminue d'après les progrès de la maladie, ce qui en fait de véritables baromètres cholériques.

d'une chaleur brûlante. Parfois ce sont des feux ardents dans tout le corps avec un froid extrême aux articulations. Chez d'autres, toute la partie osseuse paraît glacée avec grande chaleur dans les parties molles. Quelques malades croient marcher sur des corps élastiques ou sur des épingles ; il y en a qui éprouvent la même sensation que si leurs jambes étaient distendues d'air ou d'eau ; tantôt ce sont des mouches qui semblent voltiger sur toute l'étendue de la peau mise à vif, des fourmillements avec faiblesse extrême dans les membres inférieurs, une sensation comme si des vers, des guêpes ou des perce-oreilles, etc., etc., déchiraient la chair ; tantôt ce sont des colonnes d'eau glacée qui montent et qui descendent ; des douleurs vives qui partent comme un éclair, d'un ou de plusieurs endroits du corps pour se fixer sur un point quelconque. Le plus souvent ces douleurs se fixent aux extrémités inférieures. Ce sont des gargouillements continuels dans le ventre avec bruit et sensation d'envie d'aller, malgré une constipation opiniâtre ; ce sont des contorsions brusques et forcées de la tête ou d'autres parties du corps ; un sentiment analogue à celui que produirait des animaux sautant sur le dos du malade qui, tout convaincu de la non réalité du fait, n'en est pas moins frappé de cette illusion si extraordinaire des sens.

Chez d'autres ce sont des bouffées de chaleur avec le sentiment d'un froid réel et des sueurs abondantes qui partent du haut des épaules et se dirigent vers la tête. Parfois des douleurs souvent aiguës sorties des reins parcourent la moëlle épinière, la partie postérieure, supérieure et antérieure de la tête, et viennent se fixer au front. Souvent, chez quelques malades, ces douleurs en parcourant le même trajet se fixent à l'occiput et laissent le malade comme tout hébété et sans force dans les jambes. Chez d'autres plus gravement atteints, ces douleurs partent des reins ou de l'intervalle des deux épaules, et vont par les côtés inférieurs de la poitrine se concentrer à l'épigastre, ce qui cause aux malades une vive inquiétude, jointe à un étouffement qui, d'après les expressions des malades, ressemble à l'effet que produirait une barre serrant la poitrine, ou d'un étau dans lequel ils se sentiraient comprimés. Quand la maladie reste à ce degré, je l'appelle *cholérine sèche*, ou essentiellement *nerveuse* (*cholerina sicca* ou *nervosa pura*).

Mais dans certains autres cas qui sont excessivement rares, ces symptômes éclatent avec une telle intensité et une telle rapidité que le malade se trouve saisi en un instant par une douleur atroce qui va se fixer avec la rapidité de l'éclair sur un organe quelconque. Alors ce sont des crampes très vives, qui apparaissent ordinairement dans les membres inférieurs , pour aller se concentrer à la région épigastrique. De là , resserrement de poitrine , étouffement , gêne pour respirer et parler, chaleur brûlante à l'estomac , soif , voix , pouls , langue et haleine comme chez les cholériques. De même que chez ceux-ci , il y a refroidissement des membres, facies plus ou moins contractée et parfois avec une expression effrayante. Mais ce qui distingue les malades dont je parle des autres , c'est qu'à tous les degrés de la maladie , il y a constamment constipation , et dès les premiers symptômes , affaiblissement physique et moral. Tous en général se plaignent que les jambes et parfois la tête leur manquent dès l'invasion même de la maladie. Ces phénomènes se présentent par paroxysmes plus ou moins graves , plus ou moins fréquents et souvent irréguliers; cependant dans certains cas ils sont tout-à-fait intermittents et prennent le caractère d'une fièvre pernicieuse.

Cet état nerveux à ses deux premiers degrés n'a nullement l'aspect d'un choléra , et encore moins d'un choléra dangereux , quoique cependant cette affection effraie plus le malade que le choléra véritable. Mais à son troisième degré , degré excessivement rare , les symptômes marchent ordinairement avec une rapidité beaucoup plus grande que chez les cholériques proprement dits , et l'homme paraît tué en un instant comme par un coup de tonnerre. Peut-être toutes ces morts subites observées dans Paris peu de temps avant l'apparition du choléra, sans que l'autopsie ait fait découvrir aucune lésion organique, ont-elles été causées par des affections de ce genre.

Ce choléra à ses deux premiers degrés, que j'appelle *cholérine nerveuse pure*, résiste en général long-temps à toutes sortes de traitements et ne cède qu'au repos de l'esprit, à la distraction et au régime que j'ai déjà indiqué pour les convalescents du choléra *asiatique* et *sporadique*, avec cette différence qu'on doit pour ceux-ci toujours être sur ses gardes, afin d'éviter le dévoiement auquel ils ont toujours une grande tendance, tandis que chez ceux-là les boissons laxatives, telles que l'eau de veau, de poule, de cerises, de Seltz, ainsi que les lavements d'eau de lin, d'eau de poireau pure ou de lait sont nécessaires. Au surplus, le malade n'entre souvent dans une convalescence franche que par une crise de quelques évacuations alvines, quelquefois même un peu tard; aussi peut-on ici avec espérance de succès, chercher à provoquer des selles à l'aide de laxatifs doux, tels que l'huile de ricin, la magnésie blanche, l'eau mannée, miellée, tamarinée ou tartrée; mais de préférence les eaux minérales laxatives ou l'eau de pruneaux et de séné, etc.

Dans le cas où la maladie atteint le troisième degré

SIXIÈME LETTRE

Me voici enfin arrivé à la quatrième et dernière variété du choléra, à ce choléra qui se déclare par des vomissements bilieux et des diarrhées bilieuses. Il ressemble au *choléra indigène* qu'on observe dans l'automne; mais plus souvent dans les étés bien chauds, ou à un choléra d'indigestion provoqué par quelques aliments ou boissons que l'estomac n'a pu supporter.

Je l'appelle *choléra bilieux* (cholera biliosa), parce que la bile paraît en être la cause principale, bien qu'il présente plusieurs des phénomènes du système nerveux qui accompagnent l'épidémie cholérique. Ces phénomènes, quoique très-rarement, peuvent acquérir l'intensité du *choléra foudroyant*.

Cette variété se distingue facilement des trois autres; car elle se découvre à l'inappétence du malade et à d'autres symptômes caractéristiques de l'état bilieux. Il y a sur la langue un enduit muqueux, foncé en jaune, et visqueux; la rougeur de ses bords et de ses papilles qui deviennent parfois si saillantes, que la langue en est toute raboteuse; enfin sa pointe s'effile en forme de dard arrondi. Au surplus, tous ces symptômes augmentent en proportion de l'accroissement de la maladie, tandis que dans les trois autres variétés on remarque le contraire; l'appétit reste bon et la langue est nette ou presque nette dans toute son étendue; elle est d'une couleur rose, pâle ou blanchâtre, principalement à sa base; ses bords sont comme dans l'état naturel, quelquefois même beaucoup plus pâles; ses papilles sont nulles ou presque imperceptibles, et le bout de la langue s'épanouit d'une manière remarquable. Ces indices deviennent également plus sensibles dans chacune de ces trois dernières espèces du choléra à mesure qu'elle acquiert une plus grande intensité; en sorte que le médecin, pour peu qu'il soit observateur, ne peut s'y tromper.

Lorsque cet état bilieux est à son premier ou à son second degré, c'est-à-dire à sa période de *constipation* ou à celle *d'évacuations* bilieuses, et qu'il se complique avec l'état nerveux (cholérine sèche nerveuse), alors je le désigne dans le premier cas sous le nom de *cholérine bilieuse sèche* (cholerina biliosa tricta), et dans le second cas, sous celui de *cholérine bilieuse humide* (cholerina biliosa laxa).

Dans la *cholérine bilieuse sèche*, la constipation est extrême, et le malade se tourmente, s'ennuie et s'inquiète de la longue durée de son état; dans la *cholérine bilieuse humide*, que le médecin soit bien sur ses gardes; car elle change très-facilement, et quelquefois quand on y pense le moins, en choléra proprement dit.

Les signes caractéristiques et positifs de ce changement sont l'accroissement des évacuations alvines, la diminution du pouls qui remonte vers son origine; c'est enfin la disparition graduelle de la rougeur de la langue, qui acquiert progressivement dans toutes ses parties une blancheur telle que le sang semble s'en être retiré.

Cet état bilieux peut à tous ses degrés se compliquer aussi d'une fièvre continue, ou d'accès accompagnés de quelques caractères d'intermittence simple ou pernicieuse; ou enfin d'une inflammation concomitante ou consécutive.

Arrêter brusquement le dévoiement dans le choléra bilieux, c'est aggraver la maladie, qui alors dégénère en embarras bilieux, en fièvre bilieuse ou en gastrite. Toutefois, il faut reconnaître, malgré l'inconvénient qu'il y aurait à arrêter subitement l'écoulement de bile, que dans le doute si le choléra est bilieux ou sporadique, il vaut encore mieux l'arrêter que de l'abandonner à lui-même; car, en ce cas, le malade en sera quitte, comme je l'ai déjà dit, pour un embarras, ou tout au plus pour une fièvre bilieuse, tandis que dans le cas contraire la mort est imminente.

Dans le choléra bilieux ordinaire on dirige le traitement d'après les indications et la marche de la maladie : *Dans la cholérine bilieuse sèche*, où la constipation est opiniâtre, on appuie son traitement sur des boissons délayantes, relâchantes, telles que le petit lait clarifié et adouci avec le sirop de senné, de chicorée, ou l'eau de veau, de poulet, etc., jointe aux lavements de même nature. Dans la *cholérine bilieuse humide*, où les évacuations alvines ont lieu en forme de crise salutaire, il faut sagement hâter la marche de la nature par des boissons adoucissantes, ou arrêter cette même marche par des boissons astringentes et des demi-lavements composés d'eau de guimauve, de riz et de têtes de pavots, ou avec de l'eau pure fortement amidonée et légèrement laudanisée, etc.; enfin par la diète sévère, pour que l'économie animale puisse se débarrasser tout doucement de son état saburral.

Si ces évacuations bilieuses deviennent trop abondantes, et qu'on craigne qu'elles ne se résolvent en choléra épidémique proprement dit, on les affaiblit graduellement par l'eau de riz et de pavots, acidulée avec du suc de citron, et adoucie avec le sirop de coings, etc.; par les demi-lavements plus ou moins calmants et quelquefois même un peu astringents ; par les cataplasmes émollients sur le ventre, les sangsues au siège, les bains entiers, les pédiluves sinapisés, etc. Cependant le médecin doit bien prendre garde ici à ne pas arrêter les selles trop vite, de crainte qu'en pareilles circonstances où la nature cherche toujours à se débarrasser de ce qui lui est contraire, la suppression soudaine de cette crise salutaire ne crée au moins une convalescence très-longue et très-pénible, pour ne pas dire une maladie, telle qu'une fièvre bilieuse contenue qui en certains moments dégénère facilement en fièvre grave, putride, typhus, etc.

Si le dévoiement bilieux, ce qui n'est pas rare, prend l'aspect et le caractère franc du choléra proprement dit, il faut sur-le-champ l'arrêter par les boissons et les quarts de lavement indiqués dans ma 2ᵉ lettre.

S'il y a embarras gastrique, avec plénitude très-caractérisée, on peut, si l'usage des délayants ne réussit pas, faire évacuer le malade par le haut à l'aide d'ipécacuanha en lavage.

S'il y a tension de ventre et embarras intestinal simple, on fera, après avoir mis en usage, sans effet, les délayants en boissons et en lavements, évacuer le malade par le bas à l'aide de laxatifs doux, tels que la manne, le tamarin, la magnésie blanche en solution, l'huile de ricin dans des bouillons de veau, de poulet, aux herbes, etc., ou les eaux minérales laxatives.

S'il y a embarras gastro-intestinal bien prononcé, et que cet embarras résiste aux remèdes doux, ou légèrement laxatifs et rafraîchissants, aux antiphlogistiques et aux autres moyens indiqués en pareil cas, on pourra sans danger administrer un *emeto-cathartique*, et ensuite traiter le malade d'après les indications. Puis s'il y a encore un reste de *saburre*, il faut le repos, la diète, les boissons adoucissantes ou aciduloadoucissantes, les lavements émollients, etc. Mais si au contraire quelques signes d'une irritation gastrointestinale, concomitante ou consécutive, se montrent encore, on mettra en usage les antiphlogistiques, les émissions sanguines locales, les bains, les cataplasmes de farine de lin, les boissons émollientes et les lavements de même nature, le repos au lit et la diète.

Si l'état cholérique bilieux se complique de quelques symptômes d'une fièvre continue, il faut le traiter d'après les modifications sus-énoncées. Si, au contraire, cette complication prend le caractère d'une fièvre intermittente sans ou avec quelques graves accidents nerveux, sous forme d'une fièvre d'accès pernicieuse, on doit traiter le malade d'après les indications : s'il y a gastrite ou gastro-entérite bilieuse simple et à un faible degré, on prescrira au malade le repos, la diète et les délayants en boissons et en lavements ; s'il y a plénitude manifeste d'une ou plusieurs voies, on les évacuera séparément ou conjointement, comme il est dit plus haut ; s'il y a enfin en même temps gastrite ou gastro-entérite concomitante ou consécutive, on agira suivant les indications les plus urgentes ; si c'est la plénitude, on débarrassera le malade de suite par les évacuants ; si c'est au contraire l'inflammation, on emploiera les antiphlogistiques sous toutes les formes. Souvent il est des cas où l'on peut pour ainsi dire employer les deux moyens en même temps ; c'est-à-dire le traitement évacuant qui sera immédiatement suivi du traitement antiphlogistique. C'est lorsque l'état bilieux et l'état inflammatoire co-existent à un haut degré.

Si après les évacuations des voies digestives et après la disparition de leurs irritations, la fièvre d'accès existe encore, alors on est sûr de la détruire par quelques grains de sulfate de quinine qu'on continuera à administrer pendant plusieurs jours en diminuant graduellement la dose.

Cependant il est aussi des cas, assez rares, où une irritation légère résiste à tous les moyens évacuants, révulsifs et antiphlogistiques, et où la fièvre d'accès continue. Alors on peut, mais toujours avec beaucoup de précaution, également tenter le sulfate de quinine; ce qui fait quelquefois disparaître et la fièvre et le reste de l'inflammation.

Enfin, si cet état bilieux se montre conjointement avec les symptômes les plus effrayants du *choléra sec* ou purement et essentiellement nerveux, et que les jours du malade soient réellement en grand danger, il faut se hâter de se rendre maître de cette crise par les moyens énergiques que j'ai indiqués dans ma cinquième lettre. Ensuite, quand ces symptômes auront disparu, on continuera le traitement comme s'ils ne s'étaient pas manifestés. Cependant il ne faut point perdre de vue qu'assez souvent il reste, chez les malades qui ont éprouvé une violente attaque, une tendance à cette même crise qui revient parfois avec une sorte de régularité, mais ordinairement avec moins d'intensité. Alors il faut que le médecin se tienne sur ses gardes contre ces crises, afin de les prévenir, ou au moins de les affaiblir par l'action des révulsifs, tels que les sinapismes aux quatre membres, les sangsues au fondement, et surtout les ventouses sèches dont on recouvrira la poitrine, le ventre et les cuisses; au surplus, on fera suivre aux malades entrés en convalescence le régime décrit dans ma seconde lettre.

Il est bien reconnu qu'il y a parmi les hommes différents tempéraments, et que ces tempéraments, quoique tous très-distincts les uns des autres, peuvent être néanmoins d'une nature mixte et souvent à différents degrés. Il est également hors de doute que ces mêmes tempéraments peuvent acquérir un tel développement, que les caractères particuliers qui les constituent déterminent une maladie qu'on désigne, s'il n'y a point de fièvre, sous le nom générique d'*état*, auquel on ajoute le nom spécifique de *muqueux, nerveux, bilieux*, etc. Or, ces *états muqueux, nerveux, bilieux*, etc., sont comme les tempéraments, très-distincts entre eux ou mixtes à divers degrés. Les diverses espèces de choléra présentent les mêmes nuances. Dans le choléra sporadique c'est l'état muqueux qui domine, dans le choléra sec ou éminemment nerveux c'est l'état nerveux, et dans le choléra bilieux c'est l'état bilieux; ou bien, comme ces divers états ils se compliquent aussi entre eux. Aussi je ne serai pas étonné de voir, suivant les changements de saisons, de températures et selon les climats et l'idiosyncrasie des personnes, régner de préférence, tantôt l'une, tantôt l'autre variété de choléra, ou bien le choléra sporadique dégénérer en état muqueux et fièvre muqueuse, le choléra sec nerveux en état nerveux et fièvre nerveuse, et le choléra bilieux en état bilieux et fièvre bilieuse. Réciproquement les divers états muqueux, nerveux et bilieux, peuvent à leur tour dégénérer en choléras d'une nature analogue.

Nous devons remarquer en passant qu'en thèse générale la durée et la gravité de la crise et de la convalescence des cholériques est toujours en raison directe de la prédominance de l'état nerveux ; de manière que dans le choléra muqueux ou bilieux plus les symptômes nerveux sont prédominants , plus aussi ces choléras sont funestes, longs, pénibles, précaires et réfractaires , de même que les rechutes sont aussi plus faciles.

Avant d'exprimer mon opinion sur les divers traitements qu'on a tour à tour adoptés, je crois à propos de résumer en peu de mots le contenu de mes lettres précédentes. Je dis donc :

1° Qu'afin d'éviter le choléra , on doit s'abstenir de tout aliment indigeste et se nourrir de substances saines et substancielles. On mangera moins à chaque fois, mais plus fréquemment qu'à l'ordinaire ; on n'épuisera jamais son appétit , on se mettra à la diète aussitôt que l'on se sentira l'estomac plein ou de la tendance au relâchement du ventre ; enfin on se tiendra constamment les pieds chauds et le corps bien couvert ; on couchera dans des endroits bien propres et bien aérés , et on fuira les passions vives ou déréglées. On ne s'exposera point aux changements brusques de température, et surtout on boira peu à la fois pendant les grandes chaleurs ou quand on aura bien chaud.

2° Le choléra asiatique et le choléra sporadique qui ont ordinairement pour caractère la diarrhée , les vomissements , la blancheur et l'épanouissement de la langue, le froid aux extrémités et au visage , enfin une couleur très-violacée dans le choléra *asiatique*, se traitent par les moyens suivants : on calmera la soif du malade en lui donnant de loin en loin quelques cuillerées d'eau fraîche, ou par de petits morceaux de glace pure ou trempée dans le jus de citron sucré : on administrera jusqu'à ce que le malade en ait gardé *un* des quarts de lavement faits avec un verre d'eau froide , 2 cuillerées d'amidon , 10 à 15 gouttes de laudanum de Sydenham, si l'on en a , et depuis un demi jusqu'à deux gros de cachou : on appliquera ensuite au siège 20 , 30 ou 50 sangsues , des sinapismes à l'eau ordinaire sur les extrémités, et par fois un cataplasme de farine de lin bien chaud sur le ventre ; enfin on enveloppera le malade dans une couverture fortement chauffée, contre laquelle et suivant la température on aura placé tout autour du malade des corps chauds. Ensuite on mettra sur le patient d'autres couvertures. On pourra utilement remplacer la première couverture et les corps chauds par de l'avoine , de l'orge , du son, de la laine, du poussier de blé , d'avoine , ou par du sable, du sel marin pur ou mêlé avec de la farine de moutarde , des feuilles d'arbres, etc., qu'on aura préalablement bien fait chauffer dans des fours, des chaudrons, des marmites, et dont on entourera entièrement le malade nu, comme s'il y était enterré.

Quand on s'est ainsi une fois rendu maître de la crise, on peut dire, et cela pour toute espèce de choléra en général, que le malade est sauvé et qu'il entre en convalescence; dès-lors on n'a qu'à lui faire suivre le régime des convalescents qui du reste est très-simple et qui se trouve à la fin de ma seconde lettre.

3° Quant aux personnes attaquées du *choléra sec*, de ce choléra dont les symptômes, à l'exception de la diarrhée et des vomissements sont les mêmes que ceux du choléra asiatique ou sporadique, il faut les soumettre au traitement déjà indiqué pour le choléra asiatique à son troisième degré. Toutefois il importe d'ajouter que l'absence des vomissements, n'est pas toujours entière et que l'estomac des malades rejette souvent ce qu'il contient à la suite de spasmes effrayants dont la violence amène quelquefois tout à coup et avec la rapidité de l'éclair des étouffements plus dangereux que chez les cholériques ordinaires. Seulement les quarts de lavement astringents seront remplacés par des lavements laxatifs; on emploiera plus hardiment encore que dans les deux autres espèces de choléra les petites sangsues, les sinapismes et les ventouses sèches appliquées à la poitrine, ventre et surtout aux cuisses, afin de se rendre maître au plutôt d'une suffocation qui met le malade en très-grand danger.

4° Enfin, dans le choléra bilieux qui, outre les symptômes communs aux autres variétés du choléra, a pour indication spéciale l'enduit muqueux, foncé, jaune et visqueux de langue, la rougeur et l'aspérité de ses bords et de ses papilles, enfin sa pointe d'un rouge vif qui s'affile en s'arrondissant, on mettra en pratique les mêmes moyens que chez les autres cholériques, sauf à faciliter prudemment les évacuations bilieuses, ou à les arrêter tout doucement, à moins qu'elles ne prennent un caractère vraiment cholérique : en ce cas il faut avoir recours aux quarts de lavements calmants et astringents, comme dans le choléra asiatique et sporadique, afin d'arrêter aussi sur le champ le dévoiement. Ce que je dis ici pour le traitement du choléra bilieux, s'applique aux choléras causés par de mauvaises digestions.

Ainsi donc, en dernière analyse, pour éviter le choléra on mangera de tout; mais on ne satisfera jamais entièrement à son appétit; on se tiendra chaudement vêtu, et on couchera dans des lieux bien aérés ; on laissera une issue, afin de faciliter la circulation de l'air.

Si l'on se sent l'estomac plein, ou de la tendance au

relâchement de ventre, on fera un peu de diète ; ce qui suffira ordinairement pour remettre les organes digestifs dans leur état naturel.

Si le dévoiement se déclare, on se mettra à la diète, ou bien à l'eau de riz et de pavot pure ou acidulée, avec un peu de jus de citron ou de vinaigre : on peut l'adoucir avec du sucre blanc ou du sirop de coings.

Si le dévoiement est très-fort, et que le choléra menace de faire explosion, on se mettra au lit, à la diète, à la boisson ci-dessus et aux quarts de lavement faits avec un verre d'eau ordinaire, deux cuillerées d'amidon, une demi-cuillerée à une cuillerée de cachou, qu'on peut au besoin substituer à une dose égale de vinaigre. Enfin dix ou quinze gouttes de laudanum de Sydenham, qu'on peut remplacer, si l'on veut, par un verre d'eau de pavot au lieu d'eau ordinaire; enfin, on appliquera un cataplasme de farine de lin sur le ventre, et on posera quelques corps réchauffants aux pieds.

Si enfin le choléra éclate dans toute sa force, on s'abstiendra de boire : on trompera plutôt qu'on ne calmera la soif du malade, en lui donnant avec une extrême parcimonie quelques petites cuillerées d'eau fraîche, ou de petits morceaux de glace pure, ou trempée dans un acide sucré. On administrera le quart de lavement ci-dessus, et, dans le cas où le malade ne le garderait pas, il en prendra un second, et ainsi de suite jusqu'à ce qu'il en garde *un* ; on mettra en même temps, vingt, trente ou cinquante sangsues au fondement, un cataplasme de farine de lin sur le ventre, les sinapismes à l'eau tiède sur les quatre membres, et l'on entourera le malade de corps réchauffants en le couvrant ensuite de plusieurs couvertures d'après la température du corps du malade.

La crise ainsi arrêtée, le malade entre en convalescence. Dès-lors, on changera la quantité et la qualité de boissons à mesure que le malade les supportera mieux ; enfin, il suivra la marche et le régime que j'ai tracés pour les convalescents dans ma seconde lettre.

Je finis en engageant surtout les personnes qui habitent la campagne d'avoir toujours chez elles, 1° quelques livres de moutarde *naturelle ;* 2° au moins un quart de livre d'amidon; 3° 2 ou 3 onces de poudre de cachou; 4° quelques sangsues, afin de ne pas perdre un instant à l'invasion de la maladie.

La prochaine fois je terminerai l'histoire du choléra par quelques réflexions générales sur la thérapeutique que nos praticiens mettent ici tour à tour en usage.   De tout mon cœur.

Paris, ce 24 avril 1832.

SEPTIÈME LETTRE.

Je crois donc, en résumé, que les boissons chaudes, quelles que soient leur quantité et leur qualité, doivent certainement être proscrites, ainsi que les boissons froides données en grande quantité; il en est de même des boissons spiritueuses et excitantes telles que le punch, l'eau-de-vie, les infusions fortes de café, de menthe, etc., ainsi que des potions toniques, irritantes et fortifiantes, composées souvent de parties égales d'eau distillée de menthe poivrée et d'acétate d'ammoniaque, et mille autres de ce genre, dont on administre de quart d'heure en quart d'heure une cuillerée à bouche, sous le prétexte d'activer la circulation. Je pense encore qu'on doit être très-réservé sur les prétendues saignées de précaution, afin d'éviter un abus semblable à celui qu'on a fait des boissons incendiaires avant et à l'invasion de la maladie; cependant je crois qu'on peut tout au plus faire usage de ces saignées chez certains malades très-sanguins dans le début de la maladie, ou dans la réaction de chaleur qui succède au refroidissement, et lorsque tout présente les symptômes d'une forte fièvre inflammatoire, où qu'on a à craindre une forte irritation organique, ou une congestion cérébrale.

Quant aux bains, les bains chauds ont l'inconvénient de refroidir le malade, au moment où on l'en retire, à cause de l'évaporation brusque ; ils favorisent ainsi la maladie, au lieu d'amener une réaction ; au surplus, la peau déjà réduite à un état d'atonie et d'inertie, devient, par l'eau tiède, beaucoup moins contractile encore.

Les affusions d'eau froide et les bains froids ne sont pas sans danger : en effet, s'ils sont de longue durée, toute la force vitale est refoulée à l'intérieur, et la maladie peut s'aggraver à un point tel, que la réaction ne peut plus s'établir, ou bien demeure sans effet. Au contraire, sont-ils de courte durée, alors la réaction sera insuffisante, si le mal est un peu sérieux.

Au lieu des bains et des affusions, peut-être pourrait-on tenter plus avantageusement des frictions sur le corps avec de la glace pilée et mêlée au sel de cuisine et à la farine de moutarde dont on aurait soin de tempérer graduellement la trop grande vertu excitante, en substituant à la glace de l'eau glacée, puis de l'eau froide, et en diminuant la dose de moutarde et de sel.

Quant aux opiacés tels que le laudanum en potion

et en lavement, il faut se rappeler qu'ils provoquent des nausées, et même des vomissements, lorsqu'on les emploie à une dose un peu élevée ; ils ont aussi l'inconvénient de causer des congestions cérébrales, en refroidissant considérablement les extrémités. Ne peut-on pas attribuer tous ces cas apoplectiques suivis de mort que l'on a observés ici, à la trop grande quantité d'opiacés dont l'action, qui aurait suffi par elle-même pour produire cet effet, a été dans plusieurs cas démésurement accrue par des révulsifs tels que les vésicatoires et les sinapismes appliqués à la peau. Tout le monde connaît l'étroite sympathie qui existe entre celle-ci et les membranes du cerveau, et cette connaissance aurait dû faire prévoir les funestes conséquences de la trop forte et de la trop prompte réaction de ces révulsifs sur la masse cérébrale.

Quant aux vésicatoires et aux moxas, soit à la nuque, soit sur la colonne vertébrale, soit à l'épigastre, soit aux cuisses ou ailleurs, on peut faire observer, sans les proscrire, qu'ils sont presque toujours inutiles, à cause de la lenteur de leurs effets et de la grande rapidité de la maladie.

S'il est prouvé par l'expérience que dans l'épilepsie il suffit, d'un côté, pour prévenir l'attaque, quand elle a pour point de départ un des membres, d'appliquer autour de ce membre, entre le cerveau et le point de départ du mal, une bandelette de vésicatoire; si d'un autre côté, on tient compte de la grande efficacité de l'eau froide introduite à l'intérieur du corps, ou appliquée à l'extérieur pour calmer les spasmes internes et externes, ne pourrait-on pas également dans le choléra, où la maladie semble prendre son origine dans les extrémités pour se porter à l'épigastre, poser, avec espérance de succès, aux extrémités des membres et autour du cou du malade, des bandelettes de vésicatoires ? on mettrait en même temps sur l'épigastre une vessie pleine de glace pilée ou d'eau très-froide; ce qui n'empêcherait pas d'ailleurs le médecin de recourir aux autres moyens indiqués précédemment.

Les affusions d'eau bouillante ont aussi leurs inconvénients; car, en provoquant la vésication, elles attaquent en outre souvent le corps papillaire; elles le frappent, si la chaleur est un peu intense, de mort ainsi que la peau, en *la* carbonisant, ce qui empêche, dans le moment, la réaction, laquelle ne peut s'établir qu'au bout de quelques jours, lorsque l'escare commence à se détacher. Ce que je dis ici pour la vésication produite par l'eau bouillante, je puis le dire pour celle qu'on veut établir par des linges imbibés d'esprit de vin qu'on fait brûler sur un endroit quelconque du corps.

Quant aux frictions *oleo-ammoniacales*, elles présentent plusieurs inconvénients. 1° il faut plusieurs personnes pour frictionner en même temps; 2° on ex pose le malade à l'air; 3° à mesure qu'on frictionne un endroit, l'autre se refroidit; 4° l'huile bouche l'orifice des pores de la peau, et par conséquent nuit à l'ammoniaque; et si, au contraire, l'ammoniaque prédomine, il a l'inconvénient de carboniser ces mêmes pores, ainsi que les papilles nerveuses, et par conséquent d'émousser toute douleur consécutive, indispensable à l'établissement de la réaction.

Quant aux sinapismes à l'eau, ils ont l'avantage d'ouvrir les pores de la peau, d'y pénétrer de suite avec des douleurs vives, âcres et brûlantes, qui augmentent graduellement, suivant le temps qu'on les laisse appliqués au corps du malade, et provoquent une irritation dont l'effet est une réaction de chaleur mordicante et cuisante dans ce même endroit.

Je rejette les sinapismes au vinaigre, à cause de l'astriction que le vinaigre provoque à la peau, ce qui est peut-être la raison pour laquelle ils agissent plus lentement et avec moins de douleur que les précédents.

Tu vois donc, mon ami, que cette maladie ne dépend pas essentiellement d'une inflammation, comme le prétend l'école physiologique, qui voit des inflammations dans toutes les circonstances, et partout l'organisme en combustion, sans tenir compte des fonctions nerveuses dont l'influence sur le physique et le moral est si puissante.

Je crois donc que si les médecins s'étaient tenus à la médecine des faits, la *thérapeutique* serait plus avancée; et je regarderai toujours comme beaucoup plus sage l'essai successif de tous les moyens jusqu'à ce qu'on trouve un remède efficace pour chaque classe de maladies. Le spécifique qui guérit une maladie, étant connu, on la placerait dans le *cadre nosologique* avec son traitement, et à la manière des botanistes on emploierait de nouveau les recherches pour une autre maladie qui trouverait aussi sa place dans ce même cadre.

Mon ami, d'après ce que je t'ai déjà écrit, tu vois que le choléra peut être considéré comme un fléau de Dieu; mais Dieu, en nous envoyant ce fléau, n'a jamais mieux fait ressortir toute son équité. Car, dans l'excès de sa colère, il n'a point dit : *Meurs, homme inique! meurs désespéré :* voilà un châtiment digne de ta conduite, une maladie sans remède et sans guérison. Bien au contraire, la Providence, dans sa sagesse et dans sa miséricorde, a donné à sa créature infidèle les moyens évidents et positifs de prévenir ou d'arrêter le mal. Pour cela il suffit d'éviter par une sévère tempérance qui n'est, au fond, qu'un des premiers préceptes de la morale chrétienne, tout ce qui peut troubler les fonction digestives. Tel est l'aveuglement de l'homme que, bien loin de reconnaître dans ce mal un signe manifeste de la vengeance divine, il s'obstine à n'y voir qu'un fait très-naturel, et qu'au lieu de se préparer à la mort lorsqu'elle le serre et l'étouffe déjà dans ses étreintes cruelles, il a toujours foi dans une prompte guérison, et se persuade qu'un peu de thé, etc., pourra le débarrasser de cette plénitude, de cette gêne, de cet embarras gastro-intestinal qu'il éprouve. Cependant Dieu, toujours miséricordieux et clément, permet encore que cet homme conserve l'usage de ses facultés saines et entières, afin qu'il ait au moins le temps de se reconnaître et de revenir à lui lorsque tout espoir de guérison est évidemment perdu. D'un autre côté, il n'a pas permis que cette horrible maladie fût accompagnée de coliques et de violentes tranchées, qui, en effrayant le malade, l'auraient décidé à appeler aussitôt à son secours l'art de la médecine. Dieu a voulu que la maladie s'annonçât par de simples évacuations, seulement plus abondantes, et accompagnée d'un sentiment de *bien être* propre à éloigner de l'esprit du malade toute espèce de crainte, tandis que le mal fait néanmoins d'effrayants progrès, et que dans quelques heures il frappera son aveugle victime.

Porte-toi bien, et crois moi.

Paris, ce 28 avril 1852.

HUITIÈME LETTRE.

Jusqu'ici j'ai parlé de choléra en praticien, et j'ai laissé de côté les innombrables systèmes auxquels a donné naissance l'invasion de cet horrible fléau. Ces systèmes, je ne m'en occuperai pas. A quoi bon exhumer les erreurs de la science, d'une science toute matérielle qui ne voit dans l'organisme que l'organisme et s'émerveille de n'avoir pu trouver encore au bout de son scapel le messager de la vengeance divine. C'était, disaient nos médecins, l'ignorance de leurs confrères polonais ou russes, qui donnait à la maladie un caractère si formidable : elle viendrait expirer impuissante devant leur savoir. Ils sollicitaient de tous leurs vœux une lutte corps à corps avec le monstre. Eh bien, le monstre est venu. Depuis six mois il se joue de leurs vains efforts, et nos cimetières encombrés attestent ce qu'ils peuvent.

Chrétien, j'ose essayer de soulever le voile qui couvre cette effrayante impuissance : car l'œil de la foi a en lui sa lumière , et si une profonde terreur s'empare de notre esprit lorsque nous demandons compte à Dieu de ses jugements , nous savons néanmoins que leur rigueur trouve toujours une limite dans sa clémence. Que ceux qui bravent sa justice cherchent un refuge dans les ténèbres de l'incrédulité : toi, mon ami , ainsi que moi, nous dédaignons un pareil asile.

Partout où le choléra s'est manifesté, partout , excepté en France, dans la schismatique Russie comme dans la protestante Angleterre , des prières publiques ont été offertes au Seigneur, afin de détourner de ces peuples le fléau de Dieu. Ni les uns, ni les autres n'attendirent que la médecine eût avoué son ignorance pour solliciter la miséricorde du Créateur. La mort frappait à toutes les portes , saisissait ses victimes dans tous les rangs, et personne ne savait si la marque invisible d'un prochain trépas n'était déjà point sur son front. Tous se prosternèrent devant celui qui donne la vie et leur repentir, le repentir de la vieille Ninive accompagna le choléra dans sa marche, jusqu'à son entrée sur notre territoire. Là , point de prières ; là , point de supplications pour fléchir le ciel , ou plutôt un Titan-pygmée, un ministre de Louis-Philippe, osa demander à nos pontifes des prières publiques. Pourquoi? parce que , disait-il dans sa circulaire , les autres peuples prient et il n'y a pas de raison pour que les français n'en fassent pas autant. Certes, depuis le famoux décret de la convention qui reconnaissait l'existence de l'être suprême, jamais outrage plus sanglant n'avait été fait à l'Eternel.

Je sais que les catholiques avec leurs premiers pasteurs n'ont cessé d'implorer la miséricorde divine ; mais leurs prières ne sont pas celles de la France, les prières de la nation tout entière. Elles s'élèvent du fond de nos temples comme les mystérieux soupirs d'un remords qui rougit de lui-même. Rien de public dans cette humiliation de nos cœurs : aucune manifestation extérieure n'est permise aux gémissements de cette foule qui se presse dans nos temples. Les lois et les gendarmes sont là pour arrêter la contagion du repentir. Le gouvernement et l'administration restent debout lorsque nous nous prosternons, et Dieu les regarde.

Compare la Belgique à la France. Dans ton heureux pays, pays de la véritable liberté, des processions circulent et se répandent partout et malgré les circonstances hygiéniques les plus favorables au développement du choléra, ses ravages restent circoncrits aux plus étroites limites. Pourquoi cette différence entre votre sort et le nôtre ? N'est-ce pas que le ciel donne à qui demande, et refuse à qui ne demande pas ? Il faut le dire, les causes de cette terrible maladie ne nous échapperaient pas, si la première de toutes ne remontait à un principe surhumain. La médecine ne peut rien sur ce principe ; c'est aux nations elles-mêmes d'en suspendre l'action, et quand elles auront apaisé leur juge par de solennelles humiliations, le mal dépouillé de son caractère divin, ne sera plus qu'un mal ordinaire.

Mais ce n'était pas assez pour notre ministère de changer d'humbles supplications en cruelles injures. Il a été plus loin : il a fait ce qu'il a pu pour enlever au peuple cette *grâce de la peur* que Dieu mêle à toutes les calamités publiques. Les journaux du gouvernement, et avec eux, je le dis à regret, tous les autres journaux semblent s'être réunis à l'administration afin de calmer, en la trompant, l'inquiétude universelle. Aussi, n'ajoute aucune foi aux relevés officiels des décès dans Paris et dans les départements. De toute part il y a eu prodigalité de mensonges, et ces mensonges sont publiquement avoués maintenant que le choléra a perdu quelque chose de sa première intensité. Deux motifs ont été principalement employés afin de justifier ces honteuses déceptions. Je vais les dire afin que tu puisses juger de leur valeur.

D'abord, a-t-on dit, une déclaration franche du nombre des décès au plus fort de l'épidémie, aurait eu pour conséquence l'accroissement de ce nombre par la terreur qu'elle eût inspirée. Ainsi donc, de l'aveu même de nos médecins matérialistes, des causes toutes morales peuvent réagir de la manière la plus puissante sur le choléra. Mais si la peur peut augmenter le chiffre des victimes, pourquoi ne serait-il pas diminué par le calme qui accompagne, partout où elles pénètrent, les idées religieuses? Eh quoi! le ciel envoie à ceux qu'il veut rappeler à lui, à ceux qui doivent vivre comme à ceux qui doivent mourir, un effroyable avertissement. Et vous, hommes d'un jour, vous vous placez entre lui et sa miséricorde, afin que sa justice seule puisse agir. Savez-vous de combien d'âmes vous avez à répondre? Mais non, votre barbare incrédulité ne triomphera pas de sa clémence et ce que vous attendez de vos petites ru es, vous ne l'obtiendrez pas. Le public sait que vous le trompez, et son imagination ajoutera à vos listes plus qu'une fausse prudence n'en aura retranché. Seulement ces hommes matériels que rien ne peut émouvoir s'endormiront au bruit de vos paroles fallacieuses. Les précautions toutes terrestres qu'ils auraient consenti à prendre, ils ne les prendront pas. Vous aurez fait ce que vous pouviez de mal, et voilà tout.

Ensuite, ont ajouté les habiles de notre époque, les intérêts de l'industrie exigent impérieusement que nous trompions le peuple du midi de l'Europe sur l'état salutaire de la France. Au bruit des ravages qu'exerce le choléra, ils fermeront leurs ports à nos

vaisseaux, ou tout au moins ils soumettront nos na-
vires à toute la rigueur de la quarantaine, et peu importe que la maladie leur arrive avec *nos modes*, nos
vins ou nos soieries, pourvu que l'écoulement de nos
marchandises ne soit pas suspendu. Ici une réflexion
pénible se présentera à ton esprit. Telle est la fragilité
de notre système social, que le moindre retard dans
nos relations commerciales suffit pour produire d'in-
calculables catastrophes. C'est avec cette conscience
que s'est élevé parmi les médecins la secte des *non-
contagionistes*, secte qui se rit des sages précautions de
nos pères, parce que le crédit public, affaibli à force
de s'étendre, est aujourd'hui trop débile pour les en-
durer. Tu n'ignores pas ce qu'elle fait d'efforts
depuis plusieurs années, afin de faire disparaître jusqu'aux dernières traces des anciennes mesures sanitaires. Brochures, articles de journaux, traités de
médecine, rien, surtout en Angleterre, n'a été négligé
pour détruire l'ancienne croyance dans l'efficacité
de ces moyens préservatifs qu'on employait jadis
contre la peste et tant d'autres maladies. On eût dit
que le fatalisme oriental, avec sa stupide négligence,
s'était emparé de nos écoles, tant les médecins les plus
éclairés mettaient d'acharnement à tourner en ridicule les cordons sanitaires avec tout ce qui y ressemble.
Suivant eux, c'étaient autant d'impôts sur l'industrie

qui ne pouvaient rien pour la santé publique. Mais c'était peu de chose que de convertir à ces doctrines nouvelles les fabricants de France ou de la Grande-Bretagne : il fallait surtout trouver des prosélytes chez les nations qui consomment les produits de nos manufacturiers ; en Espagne par exemple, et en Italie. Or, les lumières auxquelles nous devons la présence du choléra, si le choléra est contagieux, n'ont pas pénétré dans ces deux pays ; il faut donc les tromper, et c'est ce qu'à Londres et à Paris on a entendu faire. Le président de la commission sanitaire anglaise, M. Thompson, en a fait récemment le naïf aveu. Interrogé en plein parlement sur les progrès du choléra, il a déclaré que si le mal augmentait ses ravages, la commission garderait le silence ; car, a-t-il ajouté, les nations du midi de l'Europe ne recevraient plus nos marchandises parce qu'elles croyent que le *choléra est contagieux.*

L'est-il en effet ? Je n'assaierai pas de résoudre une question à la fois si importante et si obscure. Il est incontestable que peu de médecins, peu d'infirmiers, peu de ces personnes qui consacrent leur vie à soigner les malades ont été atteints. Sous ce rapport l'expérience semble démontrer que la maladie ne se communique pas par de simples attouchements, par ce contact si mortel chez les pestiférés. Mais, en même temps on a également remarqué que dans une même maison il est rare qu'un seul individu ait été attaqué, et en outre nous voyons qu'en Amérique le choléra n'a nulle part éclaté avant l'arrivée d'un vaisseau apportant des malades. Les faits sont contradictoires, et si des intérêts purement industriels avaient autant d'importance que la conservation d'innombrables familles, je demanderais peut être avec *les non-contagionistes*, la suppression de toutes les mesures qui tendent à entraver nos relations commerciales. Mais, à mes yeux du moins, les enjeux sont trop différents, pour que, sans croire que le choléra soit contagieux, je puisse approuver la témérité de ceux qui, pour vendre quelques aunes de rubans de plus, agissent comme s'ils avaient une certitude que, dans l'état actuel de la science, il est impossible qu'ils aient.

Si nous avons déjà adressé de graves reproches à l'administration, notre tâche à cet égard n'est cependant pas encore finie. — Toi, qui demeures dans un pays qu'une odieuse centralisation n'a pas encore envahi, tu auras quelque peine à comprendre ce qu'en France elle coûte à la santé publique. Réduites à n'être que de vains simulacres, nos administrations locales, quel que soit leur éloignement de Paris, ne peuvent faire aucune dépense ni prendre aucune mesure de précaution sans le consentement du ministre.

Il y a une mare à dessécher, un égout à percer, un terrain à assainir; le sort de la commune en dépend peut-être, car le choléra est près, qui bientôt rendra pestilentiels les miasmes que le soleil de chaque jour fait exhaler. Eh bien! six mois s'écouleront avant que le devis d'une réparation urgente, passant par la filière de la sous-préfecture, de la préfecture, du ministère et du conseil d'état ne revienne à la commune. Le choléra n'y sera déjà plus, et la moitié de la population aura disparu avec lui.

Loin de moi la pensée d'accuser le gouvernement de la moindre mauvaise volonté. Il ira aussi vite que le lui permet la conservation de ce qu'il croit la première de ses prérogatives. Ce n'est pas sa faute si le mal va plus vîte que lui, et il ne demanderait pas mieux que de l'arrêter sur le champ, si cela pouvait se faire sans renoncer au principe même de la centralisation. C'est ce principe qui le paralyse dans tous ses mouvements, et pour avoir trop à faire il ne fait rien. On serait effrayé de son activité si on la mesurait sur le nombre de rames de papiers qui disparaissent dans ses bureaux; on est épouvanté de son inertie, quand on voit où aboutissent tant d'écritures.

Chef-lieu du gouvernement, la capitale a appris à ses dépens que l'exemple du moins est contagieux. Jamais administration de grande ville ne s'est montrée plus

incapable de remplir une grande mission en des jours
de grand péril que celle de Paris. Jamais les rues
n'avaient été tenues avec moins de propreté, jamais
les arrosements n'avaient été réglés avec plus de parcimonie que depuis l'invasion du choléra. Au lieu
d'entourer la vie des citoyens des soins les plus mi-
nutieux, au lieu de ces fumigations employées avec
tant de succès dans le nord, au lieu de ces mesures
promptes, énergiques, qui calment comme par enchantement les imaginations troublées, les autorités
départementales n'ont su ni bien faire ni laisser faire
quoique ce soit. D'abord une clameur populaire s'est
élevée contre de prétendus empoisonneurs, et lorsque M. le préfet de police eut donné par son adhésion
une apparence de vérité à la rumeur publique, une
première libation de sang innocent coula dans nos
rues. Puis, lorsque le nombre des décès eut détruit
cette première illusion, plusieurs jours s'écoulèrent
avant qu'une utile direction ne fut donnée au zèle de
nos médecins. Il y aurait injustice à ne pas reconnaître
ce zèle ; les médecins de Paris ont montré le plus noble
dévouement et si je déplore le matérialisme scientifique
de la plupart d'entre eux, je le dis avec joie, tous
se sont montrés catholiques par l'ardeur de la
charité.

Mais cet éloge ne remonte point à l'administration de

la ville de Paris. Elle, chargée du soin de la santé des habitants, elle, responsable, pour ainsi parler, de leur existence, elle a reçu le mouvement qu'elle aurait dû imprimer. Le choléra avait éclaté partout autour de nous; il fallait toute la foi des Musulmans dans la bienveillance de la destinée pour ne pas prévoir que le fléau pénétrerait bientôt jusqu'aux rives de la Seine; et cependant, à son entrée dans la capitale, on eût dit qu'il était tombé des nues, tant nos administrateurs s'étaient peu occupés des moyens de nous en garantir. Dans les premiers jours, le linge même manqua aux pauvres et un tel désordre régnait dans les mairies, que, pendant une quinzaine tout entière, les décès ne purent être régulièrement enregistrés sur les livres de l'état civil. Sans doute ce nombre était effrayant; on eût dit, pendant cette fatale quinzaine, l'Egypte, lorsque l'ange exterminateur ravit à chaque famille l'ainé de ses fils. Toutefois, l'excès même d'un pareil mal ne peut justifier la négligence de ceux qui n'ont rien fait pour les prévenir. Inertie ou nécessité, peu importe! les autorités parisiennes auraient dû s'affranchir de l'une ou surmonter l'autre.

Le mois d'avril 1832 sera long-temps célèbre dans nos souvenirs; c'était comme une bataille contre un ennemi invisible, dont chaque coup était mortel, et qui menaçait de nous frapper tous. Autour des églises, sur chacune des voies qui aboutissent à nos cimetières, et, ponr ainsi parler, au coin de chaque ruc, les morts se pressaient comme si la place avait pu leur manquer dans leur dernier asile. Le service des pompes funèbres ne leur suffisait plus, et les menuisiers eux-mêmes donnaient moins de cercueils qu'ils n'en avaient à remplir. Les cadavres, auxquels manquaient le luxe de quelques planches, étaient livrés à la terre enveloppés d'un simple sac. Ils y venaient portés sur des brancards, lorsque la place leur était refusée dans es immenses voitures qui servent aux déménagements des citoyens. Ces voitures, que quarante bières remplissaient à la fois, achevaient la tâche que le corbillard ordinaire avait ébauchée. Tout cela se voyait en plein jour, bien que le trop plein de la nuit fût seulement confié aux travaux de la journée; car ici encore l'administration de la capitale remplaçait par un mensonge, les soins qu'elle aurait dû avoir. La pensée d'une seule précaution semble lui être venue, **celle de** mettre à la place du bien la négation du mal.

C'est cependant cette administration si **impré-** voyante, si imbécile, qui prétend donner à **la charité** publique le seul cours qu'elle pourra suivre. Croiras- tu que monseigneur l'archevêque de Paris, n'a pu obtenir la permission de fonder et de défrayer un hôpital pour les cholériques? La permission de fonder un hôpital! conçois-tu à quel point nous sommes libres, nous qui ne pouvons fonder un hôpital sans la permission de la police? Va chez les nations les plus sauvages, même chez les cannibales de la Nouvelle Zélande, et je te défie de trouver quelque chose de semblable en barbarie, en mépris de tous les droits de l'humanité, en servitude, au fait que je viens de dire. Oui, monseigneur l'archévêque de Paris, après avoir obtenu à grand'peine un *permis* pour aller consoler les malades dans nos hôpitaux, a rencontré un refus quand il a sollicité un autre *permis*, afin d'ouvrir un asile à d'autres malades. Dans son amour du troupeau que Dieu lui a confié, notre premier pasteur n'a pu donner aux membres souffrans de *Jésus-Christ* que sa maison de Conflans, seul bien terrestre que la révolution de juillet lui avait laissé. Là des soins, que les convalescents eussent vainement cherchés ailleurs, ont été donnés avec une charitable prodigalité. L'âme a eu sa part dans ces bienfaits aussi bien que le corps, et d'ardentes bénédictions consolent chaque jour notre vénérable pasteur.

De quel droit, me diras-tu, la police se mêle-t-elle de l'acte le plus spontané du cœur humain, de sa charité envers ses semblables? Le droit, je l'ignore; mais son prétexte et son motif, je vais te les dire.

L'art. 291 du code pénal permet à la police de dissiper toutes les réunions qui dépassent le nombre de dix-neuf personnes. C'était une arme que Napoléon, auteur de ce code, s'était réservé contre les rassemblements tumultueux, dans l'intérêt de son despotisme plus encore que dans celui de la tranquillité publique. Or, monseigneur l'archévêque de Paris ne pouvait ouvrir une maison pour 19 cholériques ; il en fallait davantage à sa charité, et tu comprends déjà ce qu'il y a d'illégal, de contraire au bon ordre, de dangereux pour l'état dans une réunion de vingt cholériques. Il y a un ridicule qui fait rire, un autre qui fait frémir et certes cette manière d'interprêter l'art. 291 appartient à la seconde sorte. C'est ainsi que légalement la charité devient séditieuse, que légalement on la paralyse quand elle ne consent pas à se faire agent de police. Et ne pense pas que j'exagère ; le ministère ne peut empêcher un citoyen de recevoir dans sa maison un nombre illimité de malades qu'en vertu de ce fatal article, et monseigneur l'archevêque de Paris a dû céder aux menaces qui lui ont été faites.

Mais un prétexte suppose toujours un motif, et celui qui a privé nos pauvres de tant de secours, cache la crainte profonde qu'inspirent à l'administration les vertus de notre clergé. Elle sait que si les lisières qui le lient étaient enfin brisées, s'il était libre du joug qu'elle lui impose, il apparaîtrait **tout à coup** à la France, tel qu'il est, l'ange gardien des pauvres, le consolateur de toutes les afflictions, le père de tous les orphelins Alors se dissiperait comme par enchantement les préjugés qu'un siècle et demi de mensonges ont accumulés sur sa tête ; alors une popularité digne de ses bonnes œuvres deviendrait sa récompense ; alors partout où serait un malheureux il aurait un ami. Le ministère sait tout cela , et il ne veut point qu'une puissance si grande appartienne à d'autres qu'à lui. Seul donc il fera l'aumône, seul donc il soignera les malades, les consolera, essuiera leurs larmes, fermera leurs yeux. Il centralisera la charité comme il a centralisé tout le reste ; et s'il en est des veuves et des orphelins comme de nos routes, si les unes sont soulagées comme les autres sont entretenues, l'administration s'en consolera par la pensée que son action seule étant libre, personne ne fait mieux qu'elle.

Non-seulement les hôpitaux, mais encore les bureaux de charité, tout est sous sa dépendance. C'est à peine si elle tolère la plus simple quête au profit de l'infortune , et volontiers elle accuserait de vol celui qui donne aux mendiants des rues sans faire passer le bienfait par les bureaux d'une mairie. Cependant qu'arrive-t-il ? des sommes énormes sont dépensées dans nos hôpitaux , énormes même après que les employés ont prélevé leur part; et néanmoins ces asiles de la bienfaisance administrative inspirent une profonde horreur au peuple parisien. Tu te tromperais grandement, si du petit nombre des cholériques qui y meurent, tu inférais que la maladie atteint surtout les gens aisés. Le fait est que le pauvre, lorsque chez lui, dans son galetas, il peut obtenir quelque sorte de secours, ne consent pas à en sortir. Il y meurt, et son décès à *domicile* dit assez tout l'effroi que lui inspire l'hospitalité ministérielle. Et ne crois pas que cet amour de la centralisation paralyse seulement la charité des catholiques. La police, avec sa main de fer, ne fait aucune distinction entre les catholiques et les protestans. Le pauvre gardera long-temps le souvenir de madame *Mallet*, du noble usage qu'elle a fait de sa fortune, des secours qu'elle a prodigués aux cholériques, et des mesures administratives qui les ont chassés de l'asile qu'elle leur avait ouvert dans la rue de Clichy. Cette dame est protestante, et son mari est l'un de nos plus riches banquiers. L'administration ferma les yeux sur les bonnes actions de cette excellente dame tant que les malades manquèrent de places dans les hôpitanx; mais voici que le choléra diminue d'intensité et que les lits ministériels sont vaquants. Aussitôt (ce fut le 14 juillet) des fiacres arrivent à l'hôpital *Mallet ;* les malades sont mis en réquisition de par l'aministration des hospices, et c'est à peine si l'on permet à ceux qui sont trop faibles ponr supporter les cahots de la voiture, de rendre leur dernier soupir auprès de leur bienfaitrice.

Le temps viendra où la charité aura aussi sa Charte, une Charte plus vraie que la *Charte-vérité;* le temps où elle sera libre, où la bureaucratie ne prélevera plus sur elle une effrayante dîme. Aujourd'hui, qui peut donner, lorsque celui qui donne n'exerce aucun contrôle sur l'emploi de ses fonds, ne les con fie pas à des hommes de son choix, ne sait, pour ains parler, ce qu'ils deviennent ? La charité est prudente de sa nature ; elle est soupçonneuse si l'on veut, surtout elle a sa pudeur. Que veut-on qu'elle fasse , si on la réduit à n'être que la trésorière du gouverne- ment, à l'avoir toujours pour confident? Laissez-la libre dans ses mouvements, libre même dans ses ca- prices, et alors elle sera assez forte pour soulager toutes les misères de la vie humaine. Comme ces arbres vigoureux que la main de l'homme n'a jamais émondés, elle couvrira notre France de son puis- sant ombrage. Mais si l'administration prétend la tailler à sa guise, décider de sa forme, limiter l'action de sa sève, en faire une plante de la serre chaude ministérielle, elle languira sans fruits ni feuilles. Est-ce lorsque la plus poignante misère compromet à chaque instant la tranquillité pnblique, que l'existence du pauvre doit être ainsi sacrifiée au point d'honneur ou à la cupidité de la bureaucratie ?

Le gouvernement qui centralise tout, répond de tout. Le bien qu'il ne fait pas, et le mal qu'il laisse faire, pèsent également sur lui. Puisqu'il veut exercer à tout prix une humiliante tutelle sur les citoyens, ils ont le droit de s'en prendre à lui-même de leur propre tort. Parmi ceux-là il en est un que je crois devoir signaler et comme médecin et comme chrétien. S'il est un point sur lequel l'action administrative puisse se développer d'une manière réellement utile, c'est, sans aucun doute, dans tout ce qni concerne les funérailles. Or ces mêmes hommes, si vigilants contre la charité, n'ont pris ancune précaution contre l'impatience de ceux qu'ennuie la présence d'un cadavre. Trop souvent la sépulture a suivi le décès avec une effrayante promptitude. Le même jour a vu mourir et enterrer un trop grand nombre de citoyens. Qni oserait dire qu'aucun souffle de vie n'animait encore des membres à peine glacés? Si dans une maladie ordinaire cette hâte à jeter aux vers ce qui fut un homme, pent donner lieu à des épouvantables méprises, que sera-ce dans une maladie qui tient de si près à l'asphyxie? rien de plus commun que des contractions spasmodiques chez les personnes mortes du choléra ; on a même vu leur corps tout glacé avant qu'elles n'eussent rendu le dernier soupir se réchauffer ensuite. Est-il besoin des fréquents exemples cités par les journaux, pour affirmer sans crainte de se tromper, que beaucoup de cholériques sont entrés tout vivants dans leur tombe ? Tant que les premiers signes de la *putréfaction* (seuls indices certains de la mort), n'apparaissent pas, l'humanité exige que tous les corps, et à plus forte raison ceux des cholériques soient conservés avec les mêmes précautions que ceux des asphyxiés. Chez les uns comme chez les autres le décès n'est certain qu'*alors*, et certes la police a bien le droit d'empêcher qu'on ne fasse, sur une simple présomption d'un cercueil, l'instrument d'une horrible torture ; mais ce droit elle n'en use pas, et c'est aux parents, aux amis des morts que je m'adresse ici. Qu'ils ne se pressent pas de se séparer des restes de ceux qui leur sont chers ; qu'ils ne cessent de les entretenir dans une chaleur naturelle, et enfin qu'ils ne les livrent à la terre qu'avec la certitude que la dernière heure a sonné. Alors le souvenir de ceux qu'ils ont perdu leur sera moins amer, car ils n'auront aucun reproche à se faire.

Paris, ce 1er octobre 1832.

FIN.

AVIS.

Le docteur DE MEY ayant obtenu un brevet d'invention et de perfectionnemen, annonce :

1°. Ses *Nouvelles machines électriques*, à l'aide desquelles on peut produire à volonté l'un ou l'autre des fluides électriques selon l'exigence de la maladie et sa nature. Ces machines, d'une très-petite dimension, en produisant beaucoup de fluide, ont l'avantage d'occuper peu de place; et leur transport étant facile, permettra aux personnes qui désireraient en faire usage à domicile, de se les procurer pour des moments urgents.

2°. Son *Metris-Lotor*, qui peut remplacer les pessaires, les bilboquets, et servir en même temps pour faire passer un courant d'eau non interrompu de divers volumes et de différentes forces, quelle que soit la latitude que la malade est obligée de tenir, ce qui doit être d'une grande utilité dans les péritonites puerpérales graves, les metrites proprement dites, les engorgements, les ulcères et toute autre affection de même nature dans cet endroit où les injections, outre leurs iuconvénients, deviennent par fois très-difficiles, et souvent même impraticables.